互联网+护理服务管理规范系列

丛书主编　魏国庆　胡斌春

U0739103

健康促进与常见护理技术

王华芬　黄丽华　主编

ZHEJIANG UNIVERSITY PRESS
浙江大学出版社
·杭州·

图书在版编目（CIP）数据

健康促进与常见护理技术 / 王华芬，黄丽华主编.
杭州 ： 浙江大学出版社，2025. 8. -- （互联网+护理服
务管理规范系列 / 魏国庆，胡斌春主编）. -- ISBN 978-
7-308-26166-1

Ⅰ. R47-39

中国国家版本馆CIP数据核字第20255MA998号

健康促进与常见护理技术

王华芬　黄丽华　主编

策划编辑	殷晓彤
责任编辑	殷晓彤
责任校对	潘晶晶
封面设计	林智广告
出版发行	浙江大学出版社
	（杭州市天目山路148号　邮政编码310007）
	（网址：http://www.zjupress.com）
排　　版	杭州林智广告有限公司
印　　刷	浙江省邮电印刷股份有限公司
开　　本	880mm×1230mm　1/32
印　　张	10
字　　数	241千
版 印 次	2025年8月第1版　2025年8月第1次印刷
书　　号	ISBN 978-7-308-26166-1
定　　价	68.00元

《健康促进与常见护理技术》
编委会

主　编：王华芬　黄丽华

副主编：胡斌春

编　委：（按姓名拼音排序）

前　言

　　"互联网+护理服务"作为医疗卫生事业发展的新需求、新形态，是推进健康中国建设和积极应对人口老龄化的有力举措，是延伸护理服务、发挥护理队伍价值的创新护理服务模式。浙江省作为国家"互联网+护理服务"首批试点省份，先后出台了4个相关行政规范性文件，在统一业务监管、明确服务资质、规范服务模式等方面开展了诸多探索，并取得了积极成效。

　　自"互联网+护理服务"在全省推广以来，浙江省护理质控中心成立了省-11市-90县/区"互联网+护理服务"质控小组，共1328人；发布了3大类91项"互联网+护理服务"项目，编制了107万字培训大纲，制定了16个专科质控标准，出台了8个管理制度，拍摄了20个居家护理视频，以规范居家护理服务行为、提高服务质量、让服务有规可依，保障"线上线下，同质化管理"。

　　为进一步推动"互联网+护理服务"的安全、规范与健康发展，使其惠及更广泛的人群，确保每位患者享受到同质化、高质量的护理服务，我们特组织省级"互联网+护理服务"质控小组的专家们精心编写了《健康促进与常见护理技术》一书。在编写过程中，我们力求内容的科学性、实用性和可操作性，从居家护理服务情境出发，聚焦群众高需求护理服务，编写相关理论知识和技术规范。

理论知识包括居家生活自理能力、康复转移训练、安全护理与意外预防、压力性损伤预防、坠积性肺炎、脑卒中一级/二级预防、居家心脏康复和老年患者居住环境等。同时，我们从患者的角度出发，将深奥的理论知识转化为通俗易懂的咨询问答，帮助护士更高效地解答患者的疑问，从而提升服务效率和患者满意度。

　　技术规范纳入了居家护理服务的常见护理技术，如洗发、叩肺、吸氧、导尿等。在每个护理技术部分系统地讲解了操作程序、注意要点、并发症预防与处理，以及操作质量标准及检查方法。这不仅为医疗机构和服务人员提供了专业培训指导，同时还提供了质量控制的标准。

　　我们期待本丛书能够成为护理人员的良师益友，为他们的专业成长和临床实践提供帮助。同时，我们也希望本丛书能够为医疗机构和有关部门提供有益的参考，为构建更加完善的"互联网＋护理服务"体系贡献智慧和力量。

　　在编写过程中，我们得到了众多专家学者的大力支持和无私帮助，在此向他们表示衷心的感谢！由于时间和水平有限，书中难免存在不足之处，敬请广大读者批评指正。我们将虚心听取意见和建议，不断提升本丛书的质量和水平。

浙江省护理质控中心

目 录

CONTENTS

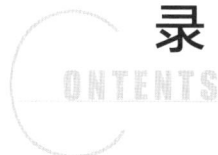

第一章 健康促进——护理技能

第一节 生活自理能力和康复转移训练 ······3

第二节 安全护理与意外预防指导 ·······19

第三节 压力性损伤预防护理规范 ·······34

第四节 坠积性肺炎预防护理规范 ·······40

第二章 健康促进——脑卒中一级/二级预防

第一节 脑卒中概述 ···········45

第二节 脑卒中一级预防 ·········48

第三节 脑卒中二级预防 ·········123

第四节 互联网咨询问答式内容 ·······155

第三章 心脏康复居家服务咨询

第一节 心脏康复护理技术的理论知识 ····159

　　　第二节　居家心脏康复护理技术 · · · · · · · · ·194

　　　第三节　互联网咨询问答式内容 · · · · · · · · ·209

第四章　老年患者居住环境评估与指导

　　　第一节　老年患者居家适老化环境标准 · · · · ·213

　　　第二节　家庭健康监测设备 · · · · · · · · · · ·223

　　　第三节　互联网咨询问答式内容 · · · · · · · · ·226

第五章　常用护理技术

　　　第一节　洗发操作程序及质量管理标准 · · · · ·229

　　　第二节　床上擦浴操作程序及质量管理标准 · ·232

　　　第三节　协助患者翻身侧卧法操作程序及质
　　　　　　　量管理标准 · · · · · · · · · · · · · · ·236

　　　第四节　叩肺操作程序及质量管理标准 · · · · ·239

　　　第五节　居家患者生命体征检测操作程序及
　　　　　　　质量管理标准 · · · · · · · · · · · · · ·242

　　　第六节　居家患者口腔护理操作程序及质量
　　　　　　　管理标准 · · · · · · · · · · · · · · · · ·249

　　　第七节　床边快速血糖测定程序及质量管理
　　　　　　　标准 · · · · · · · · · · · · · · · · · · ·252

　　　第八节　居家患者管饲操作程序及质量管理
　　　　　　　标准 · · · · · · · · · · · · · · · · · · ·255

第九节　居家患者静脉采血操作程序及质量
　　　　管理标准 ·················259

第十节　居家患者肌内注射操作程序及质量
　　　　管理标准 ·················262

第十一节　居家患者皮下注射操作程序及质
　　　　　量管理标准 ···············266

第十二节　女患者导尿操作程序及质量管理
　　　　　标准 ·················270

第十三节　清洁间歇导尿操作程序及质量管
　　　　　理标准 ·················275

第十四节　更换引流袋操作程序及质量管理
　　　　　标准 ·················280

第十五节　外周中心静脉导管居家维护操作
　　　　　程序及质量管理标准 ········284

第十六节　植入式静脉输液港居家维护操作
　　　　　程序及质量管理标准 ········291

第十七节　雾化吸入操作程序及质量管理标准·297

第十八节　膀胱冲洗操作程序及质量管理标准·300

参考文献 ·····················303

第一章

健康促进——护理技能

通过健康促进——护理技能的培训，一方面显著增强了居家专科护士应对居民常见慢性病、特殊疾病的专业技能水平，提升了其居家护理服务能力；另一方面，通过居家护士的专业指导，切实提高服务对象在日常生活护理方面的能力，对预防或延缓疾病进展、提升生活质量以及维持良好的康复状态均起到了积极作用。

第一节 生活自理能力和康复转移训练

一、穿、脱衣训练

（一）评估与观察要点

1.了解患者的生活自理能力及合作程度（生活自理能力评定表——Barthel指数评定量表，见表1-1-1）。

表1-1-1 Barthel指数评定量表

项目	评分标准
进食 用合适的餐具将食物由容器送到口中，包括用筷子（勺子或叉子）、取食物、对碗（碟）的把持、咀嚼、吞咽等过程	☐ 0分：需极大帮助或完全依赖他人，或留置胃管
	☐ 5分：需部分帮助
	☐ 10分：可独立进食
洗澡	☐ 0分：在洗澡过程中需他人帮助
	☐ 5分：准备好洗澡水后，可自己独立完成洗澡过程
修饰 包括洗脸、刷牙、梳头、刮脸等	☐ 0分：需他人帮助
	☐ 5分：可独立完成

续表

项目	评分标准
穿衣 包括穿（脱）衣服、系扣子、拉拉链、穿（脱）鞋袜、系鞋带等	☐ 0 分：需极大帮助或完全依赖他人
	☐ 5 分：需部分帮助
	☐ 10 分：可独立完成
控制大便	☐ 0 分：完全失控
	☐ 5 分：偶尔失控，或需要他人提示
	☐ 10 分：可控制大便
控制小便	☐ 0 分：完全失控，或留置导尿管
	☐ 5 分：偶尔失控，或需要他人提示
	☐ 10 分：可控制小便
如厕 包括去厕所、解开衣裤、擦净、整理衣裤、冲水等过程	☐ 0 分：需极大帮助或完全依赖他人
	☐ 5 分：需部分帮助
	☐ 10 分：可独立完成
床椅转移	☐ 0 分：完全依赖他人
	☐ 5 分：需极大帮助
	☐ 10 分：需部分帮助
	☐ 15 分：可独立完成
平地行走	☐ 0 分：完全依赖他人
	☐ 5 分：需极大帮助
	☐ 10 分：需部分帮助
	☐ 15 分：可独立在平地上行走超过 45m
上下楼梯	☐ 0 分：需极大帮助或完全依赖他人
	☐ 5 分：需部分帮助
	☐ 10 分：可独立上下楼梯

项目	评分标准
Barthel 指数总分：＿＿＿分	
评分标准：	
重度依赖：总分≤40分，全部需要他人照护	
中度依赖：总分41～60分，大部分需他人照护	
轻度依赖：总分61～99分，少部分需他人照护	
无需依赖：总分100分，无需他人照护	

注：根据患者的实际情况，在每个项目对应的得分上画"√"。

2.评估患者的肢体活动能力、导管位置及其固定情况。

3.评估环境温度。

4.评估照护者的能力与需求。

（二）护理要点

1.关闭门窗，调节室温至24～26℃，患者选择适合的体位。

2.偏瘫及肢体活动障碍者穿、脱衣裤

（1）协助穿脱上衣：

1）穿上衣时，协助患者用健侧手将患侧上肢套进衣袖并拉至肩峰，用健侧手拉衣领至健侧肩部斜上方，将健侧上肢穿入另一个衣袖，系好衣扣并整理。

2）脱上衣时，协助患者先脱健侧上肢，再脱患侧上肢。

（2）协助穿脱裤子：

1）穿裤子时，协助患者用健侧手将患侧腿抬起置于健侧腿上，再用健侧手穿患侧裤腿，拉裤腰至膝以上，放下患侧腿，穿健侧裤腿并将裤腰拉至膝上，抬臀或站起向上拉至腰部，整理裤子。

2）脱裤子时，指导患者先松解裤带，先脱健侧下肢，再脱患侧下肢。

3.年老体弱者穿、脱衣裤

（1）穿脱开襟上衣：

1）脱衣时，解开纽扣，协助患者脱去一侧衣袖，卷至对侧，脱下另一侧衣袖。

2）穿衣时，协助患者穿好一侧衣袖，将衣服拉至对侧，再穿另一侧衣袖，扣好纽扣，整理衣服。

（2）穿脱套头衫：

1）脱衣时，将上衣拉至胸部，协助患者将一侧手臂上举，顺势脱下袖子，再举起另一侧手臂脱下袖子，再一手托住患者头颈部，另一手将衣服从头上脱出。

2）穿衣时，辨清衣服的前后，协助者一手从衣服袖口处穿入到衣服的下摆，手握患者手腕，协助其将衣袖套至上臂，同法穿好另一侧，再将衣领口从患者头部套入，整理衣服。

（3）穿脱裤子：

1）脱裤子时，协助患者松裤带，嘱患者双腿屈膝，抬臀，将裤腰向下褪至臀部以下，再褪至踝部，然后嘱患者抬一侧腿，将裤管拉出，同法脱出另一侧。

2）穿裤子时，辨清裤子前后，协助者一手从裤管口伸入至裤腰口，嘱患者抬腿，轻握患者足踝，另一手将裤管向患者大腿方向提拉，同法穿好另一侧，然后向上提拉至臀部，协助患者侧卧，提拉裤腰到腰部，平卧，系好裤带，整理裤子。

（三）**指导要点**

1.护士协助修剪指甲、洗手时，应关闭门窗，以防止患者受凉。

2.尽量鼓励患者在护士指导下自行穿脱衣裤，尽可能地维持生活自理能力。

3.如患者一侧肢体存在活动障碍，则脱衣时遵循先健侧后患侧顺序，穿衣时遵循先患侧后健侧顺序。

（四）注意事项

1.尽量选择宽松开衫式上衣、松紧带式裤子。

2.协助患者挑选合适的衣服，外衣颜色不宜过于沉闷，式样符合患者身份。

3.坐位穿、脱衣时，注意保持患者平衡。

4.协助穿脱衣服时动作轻柔，避免强拉硬扯，预防病理性骨折。

5.关爱患者，多给予鼓励和表扬。

二、被动运动训练

（一）评估与观察要点

1.了解患者病情、患者及家属对疾病的认识程度以及配合度。

2.评估患者意识状态、肌力、肌张力、肢体关节活动度。

3.评估患者两侧肢体是否对称，有无皮肤温度、颜色改变和肿胀、疼痛等。

4.评估患者导管位置及其固定情况。

（二）护理要点

1.髋关节

（1）操作者一手放在患者的膝盖下方，另一手握住足跟，微抬起足跟，伸直膝盖，将抬起的足跟往操作者方向牵拉，使患者髋关节得到充分伸展。

（2）操作者一手放在患者膝盖下方，另一手握住足跟，抬起下肢，弯曲膝盖；一手固定患者膝盖，另一手固定其足跟后，将弯曲的下肢往操作者方向牵拉。

2.膝关节

操作者一手托住患者腘窝处，另一手握住其踝部，缓慢将患者膝关节屈曲和伸展，然后分别向内侧、外侧转动下肢，协助其完成髋关节内旋、外旋运动。

3.踝关节

操作者一手放置在足踝上方，另一手握住足跟并用前臂抵住患者前足，使足向上翘起，协助其完成踝关节背屈运动。

4.趾关节

操作者一手握住患者足背，另一手分别协助其完成五趾的屈、伸及旋转运动。

5.肩关节

（1）操作者一手扶持患者肩胛骨，另一手固定患者前臂，使其上肢抬起90°，注意保持患者掌心朝向健侧。

（2）操作者一手固定患侧上肢近端，另一手握住患者腕关节上方，使其保持肘关节伸展，掌心朝上，上肢向外伸展至90°。

6.肘关节

操作者一手握住患者上臂，另一手握住患者腕部或手掌，使其肘关节屈曲和伸展，协助患者完成肘部屈曲运动，以及转动患者前臂完成旋前、旋后运动。

7.腕关节

操作者一手固定患者腕关节，另一手扶持患者手掌部，协助患者完成腕关节的屈曲、伸展、尺偏、桡偏动作。

8.掌指关节

（1）操作者一手握住患者四指，另一手握住患者拇指，使其拇指屈曲、伸直，然后进行旋转运动。

（2）操作者一手握住患者腕部，另一手依次协助患者完成其他四指的屈、伸及旋转运动。

（三）**指导要点**

1.告知患者被动运动的目的，取得患者的配合和家属的理解。

2.对于瘫痪的肢体，先运动健侧，后运动患侧；活动顺序应从大关节到小关节；活动幅度应逐渐增大，达到全范围的关节运动。

3.运动时，动作轻柔缓慢，以患者不产生疼痛为宜，以避免损伤。

4.一个动作做3～5次即可，被动运动以每天2～3次，每次15～20min为宜。

5.各个关节均应进行被动运动。

6.体位选择仰卧位。

7.进行被动运动时，操作者一手固定患者近端关节以防止代偿性运动，另一手尽量做接近正常范围的关节运动。

8.进行被动运动时，应同时配合揉、摩、拿、拍、抖等手法，使患者肌肉得到充分放松，防止其抵抗，并应避免使用暴力。

（四）**注意事项**

1.患者因烦躁、意识障碍等不能配合时，不建议进行被动运动训练。

2.若患者肢体有静脉血栓，则应根据专科会诊建议进行相对应的运动训练。

3.进食30min后开始训练较为适宜。

4.若训练期间有关节疼痛、肿胀等不适，则应立即停止训练。

5.训练期间动作不能超出关节活动范围，以患者不产生疼痛为宜。

6.训练期间做好关节保护措施，以免发生脱位。

7.训练前，应妥善固定导管，以避免导管脱落或意外拔管。

8.照护者应经过专业培训合格后，才可协助患者进行被动运动操作。

三、主动运动训练

（一）评估与观察要点

1.了解患者病情、患者及家属对疾病的认识程度以及配合度。

2.评估患者的意识状态、肌力、肌张力、肢体活动、关节活动度及疼痛情况。

3.评估患者周边导管位置及固定情况。

（二）护理要点

1.鲍巴斯（Bobath）握手（偏瘫患者）

（1）患者取仰卧位或坐位。

（2）患者双手交叉相握，掌心相对，患侧拇指在上方。

（3）健侧带动患侧上肢上举或前伸，保持双手肘关节伸直。

2.桥式运动

（1）做双桥运动时，患者取仰卧位，双上肢伸展撑于床面，双下肢屈曲，双足平放在床面，缓慢抬起臀部，保持均匀呼吸，维持5～10s后缓慢放下。

（2）做单桥运动时，患者取仰卧位，双上肢伸展撑于床面，一侧下肢屈曲，同侧足放在床面；另一侧下肢置于对侧腿上，缓慢抬起臀部，保持均匀呼吸，维持5 ～ 10s后缓慢放下。

3.踝泵运动

（1）做屈伸运动时，患者平卧或坐于床上，下肢伸展，大腿放松，缓缓勾起足尖，尽力使足尖朝向自己，至最大限度时保持10s，然后足尖缓缓下压，至最大限度时保持10s，然后放松。

（2）做环绕动作时，患者平卧或坐于床上，下肢伸展，大腿放松，以踝关节为中心，足趾做360°的环绕动作，尽力保持动作幅度最大。

（三）指导要点

1.告知患者主动运动训练的目的。

2.对于肢体瘫痪患者，进行Bobath握手时，应将患侧拇指放在上方。

3. Bobath握手、桥式运动的维持时间以患者能耐受为宜，至少保持5 ～ 10s。

4.患者在已完成双桥运动的情况下，可以进行单桥运动训练，桥式运动可以配合Bobath握手一起训练。

5.做踝泵运动时，足尖屈伸达到最大限度后，应尽可能保持10s。

（四）注意事项

1.患者因烦躁、意识障碍等不能配合时，不建议进行主动运动训练。

2.若患者有心肺功能等不能耐受训练的情况，则不建议进行训练。

3.若患者肢体有肿胀、疼痛、皮温高等情况，则需排除静脉血栓等主动运动的禁忌证。

4.进食30min后开始训练较为适宜。

5.若训练期间有关节疼痛、肿胀等不适，则应立即停止训练。

6.训练期间动作不能超出关节活动范围，以患者不产生疼痛为宜。

7.训练前，应妥善固定导管，以避免导管脱落或意外拔管。

8.肢体偏瘫患者（肌力0～2级），需在协助下进行训练，以保护患侧肢体及关节。

9.主动运动训练期间，需有家属陪护、监测，以预防跌倒和（或）坠床。

四、床椅转移训练

（一）评估与观察要点

1.了解患者的疾病情况和用药史。

2.评估患者的意识状态、肌力、肌张力、肢体活动、关节活动及疼痛情况。

3.评估患者有无体位性低血压、有无头晕等不适症状。

4.了解患者及家属对跌倒的认识程度和配合程度。

5.了解患者及家属对轮椅的认知情况和使用熟练程度（后附轮椅的选择和使用）。

（二）护理要点

1.床至轮椅转移——体弱者

（1）患者自身准备，坐于床边。

（2）将轮椅放于床边，轮椅边缘与床边缘呈30°～45°，刹住刹车，收起踏板。

（3）指导患者手抓住对侧轮椅扶手。

（4）手扶轮椅固定后站立，站立后旋转躯体坐于轮椅上。

2.床至轮椅转移——肌力下降者

（1）协助患者在床边坐稳。

（2）将轮椅放于健侧肢体床边，轮椅边缘与床边缘呈30°～45°，刹住刹车，收起踏板。

（3）患者双手抱住操作者的颈部，操作者双膝夹住患者双膝的外侧（或一腿伸入患者双膝之间），借助腰带用双手固定住患者腰部，协助患者站立，旋转躯干转向轮椅，患者臀部正对轮椅时即可协助患者缓慢坐下。

3.床至座椅转移方法同床至轮椅转移方法。

（三）指导要点

1.床边转移前，应做好患者评估，以明确转移方式。

2.告知患者进行床椅转移的目的、注意事项。

3.轮椅使用前，应确保刹车刹住，踏板收起。

4.转移过程中，若发生注意重心转移，偏瘫患者应以健侧肢体为支撑点。

5.转移过程中，操作者须确保双膝固定患者患侧膝盖后，再协助患者站立。

6.进行床至座椅转移时，应确保座椅后背有支撑物，以确保患者安全。

（四）注意事项

1.轮椅使用前，应确保安全带、刹车、踏板功能均完好。

2.患者有生命体征不稳定、坐位不能耐受、不能配合等情况时，不可转移。

3.床至座椅的转移须确保椅子稳固。

轮椅的选择和使用

（一）轮椅的选择

根据患者病情、肢体功能情况选择合适的轮椅。

1.头部控制不佳者，选择高背轮椅或附加颈部支架的轮椅。

2.上肢功能良好者，选择手动式轮椅。

3.需要依赖他人者，选择他人推动型轮椅。

4.上肢功能较好、学习和工作者，选择短扶手轮椅。

5.需要上肢有较好依托者，选择长扶手轮椅。

6.体重超过80kg者，选择特制轮椅。

（二）使用要点

1.轮椅使用前

（1）确保安全带、刹车、踏板功能完好。

（2）确保轮胎充气正常。

（3）确保刹车刹住，踏板收起。

2.轮椅使用中

（1）患者臀部紧贴轮椅坐垫后部，腰部挺直，与大腿呈90°，双手置于轮椅两侧扶手上。

（2）患者坐上轮椅后打开踏板，双足放于踏板上，系好安全带。

（3）上坡时，患者背靠实，坐稳后前行，下坡须倒退下行，注意观察身后情况，速度应缓慢以确保患者安全。

3.下轮椅时，需先用刹车固定轮椅，收起踏板，解开安全带，患者手握扶手或在陪护帮助下离开轮椅。

4.坐轮椅时间不应超过1h，以免发生皮肤压力性损伤。

5.电动轮椅不要在松软的地面或沙滩上行驶。

6.轮椅使用禁忌证

（1）患者有生命体征不稳定、坐位不能耐受、不能配合等情况时，不可使用轮椅。

（2）对于手协调能力差、精神异常、反应迟钝的患者，禁止其使用电动轮椅。

7.轮椅的保养

（1）活动部位建议每周加润滑油，以防活动不灵活。

（2）轮椅应放置于干燥处，保持坐垫、靠背的清洁干燥。

（3）电动轮椅不使用时，应关闭电源。

五、助行架使用训练

（一）评估与观察要点

1.了解患者的疾病情况、跌倒史及合作程度。

2.评估患者的意识状态、视力、听力、肢体肌力、关节活动度及平衡能力。

3.评估患者的身高、体重、年龄是否适合训练，评估使用环境以及照护者的需求和认知能力。

（二）操作要点

1.测量和调节助行器高度，嘱患者自然站立，股骨大转子到地面的高度即为助行架扶手的适宜高度。

2.将助行架置于患者身体正前方。

3.患者坐于床边，双足着地，目视前方，重心稍微前倾。

4.协助患者站立并站稳，告知患者双手握住助行架的扶手，以保护患者腰部。

5.协助患者双侧肘关节弯曲约150°，指导其慢慢将重心稳落至助行架上，并保持助行架平稳。

6.患者提起助行架置于身前约一步远的距离，放稳，患侧腿前行，健侧腿跟上。指导患者重复以上动作，起步时足尖抬高，落地时先足跟再足尖，稳步前进。

（三）指导要点

1.告知患者行走时不要将助行架放得过远，不超过行走约一步的距离，以免失去平衡发生跌倒；步行速度不宜太快，步幅要小。

2.告知患者及照护者，坐下或起身时不要倚靠在助行架上，以免发生助行架倾斜，造成患者跌倒。

3.患者应穿着长度适当的裤子、合脚的防滑鞋，不能穿拖鞋，以防被绊倒。

4.路面应平整、无障碍；光线应明亮。

5.保持助行架扶手完好、防滑；保持轮式助行架四轮高度相同、平稳，固定牢固。

（四）注意事项

1.助行架适用于偏瘫、截瘫、截肢和全髋关节置换术后等患者。

2.需要定期检查助行架底部衬垫，发现老化、松脱、裂纹或腐蚀时须及时更换。

3.助行架是下肢功能障碍患者步行的辅助工具，使用前应确保立位的平衡，以防患者跌倒。

4.患者未熟练掌握助行架的使用方法前，需由照护者扶持或协助患者练习，注意安全，防止跌倒。

六、手杖使用训练

（一）评估与观察要点

1.了解患者的疾病情况、跌倒史及合作程度。

2.评估患者的意识状态、视力及听力、肢体肌力、关节活动度及平衡能力，选择适合患者的手杖（见表1-1-2）。

表1-1-2　手杖的分类及适用人群

手杖的分类	适用人群
单拐	下肢功能轻度障碍者、步行不稳者、轻度偏瘫患者和老年人
三角拐	偏瘫康复初期或行走缓慢者，适应室外或不平坦路面
四角拐	偏瘫康复初期或步态不稳、行走缓慢者，适应平坦路面，单手及上肢握力持重能力良好者使用
带座拐	同单拐，且更方便，使用时应注意坐姿
多功能手拐	同单拐，以及记忆减退或老年痴呆患者

3.评估患者的身高、体重、年龄是否适合训练，评估使用环境以及照护者的需求和认知能力。

（二）护理要点

1.调节手杖高度。站立时地面到股骨大转子的高度即为手杖的适宜高度（把手的位置）。

2.患者的健侧上肢置于手杖把手上，站稳，双足分开与肩同宽。

3.使用手杖的基本步行法

（1）三点步行法：先伸出手杖放于身体前面一臂左右的距离，迈出患侧腿，再迈出健侧腿。形成三点支撑，稳定性较好，适用于大多数偏瘫患者及年老体弱者。

（2）两点步行法：先伸出手杖和患侧腿一起支撑体重，再迈健侧腿。形成两点支撑，适用于偏瘫程度较轻、平衡功能较好的患者。

（3）上下楼法：上楼时健侧腿先上，然后患侧腿与手杖一同跟上；下楼时患侧腿与手杖先下，健侧腿再下。

4.协助患者重复以上动作，起步时足尖抬高，落地时先足跟再足尖，稳步前进。

（三）指导要点

1.指导患者步行时目视前方，而不是地面。

2.告知患者行走时不要将手杖放得过远，否则容易跌倒；步行速度不宜太快，步态要稳。

3.患者应穿着长度适当的裤子、合脚的防滑鞋，不能穿拖鞋，以防被绊倒。

4.路面应平整、无障碍，光线应明亮。

5.根据患者的自身状况选用合适的手杖。

（四）注意事项

1.手杖适用于偏瘫、下肢肌力减退、平衡功能障碍、骨关节病变等患者和年老体弱者。

2.定期检查手杖衔接的牢固度、着地胶头的完整度，出现老化、松脱、裂纹或腐蚀时，应及时更换。

3.行走前确保患者站立位的平衡。

4.做好安全防护，训练时应有一人在旁守护，以防跌倒。

5.训练应循序渐进，与肌力练习同步进行。

6.出现不适，应及时停止训练，原地休息。

第二节 安全护理与意外预防指导

一、居家经口进食患者防噎食指导

（一）评估与观察要点

1.了解患者的基础疾病及配合程度。

2.了解患者的年龄、饮食习惯、文化习俗等。

3.评估患者的营养状况和进食环境。

4.评估患者的意识状态、咳嗽反射、呕吐反射、吞咽功能、咀嚼能力及生活自理能力（后附洼田饮水试验）。

5.评估患者的社会支持情况及照护者的能力与需求。

（二）护理要点

1.进食前做好环境的准备工作（安静、清洁、整齐、空气清新）。

2.安置合适的体位，采取舒适的进餐姿势。

3.鼓励患者自行进食，不能自行进食者可采取喂食的进食方式。喂食的速度和量可根据患者的情况而定，但不能催促。饭和菜、固体和液体食物要轮流食用，防止噎食（后附噎食的紧急处置）。

4.食物的温度要适宜，防止烫伤。

5.完成进食后，应及时撤去餐具，清理食物残渣，整理环境。

6.饭后应漱口或进行口腔清洁，无特殊情况的不要急于平卧，应保持坐位30min以上。

（三）指导要点

1.告知居家患者及家属预防噎食的重要性。

2.向居家患者及家属解释正确的进食体位以减少误吸风险。

3.告知患者及家属准备的食物应柔软、易消化，尽量避免球形、滑溜或黏性强的食物，食物应去骨、剔刺、切细、煮软，必要时可将食物加工成糊状。

4.一口量进食，进食过程应细嚼慢咽，等一口咽下后再进食下一口。

5.指导居家患者识别噎食的症状和体征。

6.指导家属学会处理噎食的紧急情况。

（四）注意事项

1.进食过程中，陪伴者或喂食者要坐在患者的对面，视线要平于或者低于患者，以便于观察到患者的面部表情。

2.注意观察患者面部表情的变化，注意识别误吸、吞咽困难的症状。

3.尽量取坐位进食；卧床患者进食时，应抬高床头、头侧转，避免仰卧位进食。

4.进食环境应安静，避免在进食时看电视或谈笑。

5.避免过于粗糙、过于黏稠及大块状的食物。

6.一口量进食，进食过程应细嚼慢咽；不催促患者进食，避免大口进食。

7.每餐中食物和汤类应交替食用，避免噎食。

8.对于有暴食和抢食等行为的精神障碍患者，应由专人看护，固定餐桌，把握进食速度，把握一次量和一口量，吃鸡蛋要把蛋黄用水化开呈糊状，吃馒头要用水泡软或掰成小块再进食。

9.癫痫患者一旦发生抽搐时，应立即停止进食。

洼田饮水试验

1.步骤

5mL温水试饮→不通过→每次减1mL，试饮至3mL。

    ↓

      通过→每次1～10mL→通过→进行30mL洼田饮水试验。

2.注意事项：试验过程中若患者出现清喉咙、咳嗽、声嘶、吞咽延迟等症状，或血氧饱和度下降2%～4%，应立即停止试验。

3.分级标准（见表1-2-1）。

表1-2-1　洼田饮水试验的分级标准

级别	评定标准
Ⅰ级	坐位，5s之内能不呛地一次咽下30mL温水
Ⅱ级	分两次咽下，能不呛咳地
Ⅲ级	能一次咽下，但有呛咳
Ⅳ级	分两次以上咽下，有呛咳
Ⅴ级	屡屡呛咳，难以全部咽下
Ⅰ级：吞咽功能正常，可正常进食；	
Ⅰ级，5s以上或Ⅱ级：可疑吞咽功能异常，半流质糊状食物；	
Ⅲ、Ⅳ、Ⅴ级：吞咽功能异常，留置胃管。	

噎食的紧急处置

（一）噎食的表现

突然停止进食，惊恐状，双手慌乱抓向喉部或者咽部。

（二）噎食的紧急处置

1.立即呼救，求助旁人帮忙拨打急救电话（120）。

2.立即采取一抠二置的方法清除口咽部食物。

一抠：迅速用食指和中指从患者口中掏出食团。

二置：将患者倒置，用掌拍其后背，借助震动，使食物松动，向口咽部移动便于掏出；或者置患者俯卧，头低45°，拍击胸背部，促使其吐出食物。

3.进行海姆立克急救法。

（1）站立位时采用立位腹部冲击法：让患者站立，抢救者站其身后，双手环绕患者腰间，左手握拳，用拇指突起顶住患者上腹部，右手握住左拳，向后上方用力冲击、挤压，连续6～10次，再用手掌连续拍打后背数次，重复上述动作，直至患者吐出食物。

（2）卧床患者采用卧位腹部冲击法：患者仰卧，抢救者骑跨在患者的髋部，右手掌放在脐上两横指的腹部中央位置，左手叠放在右手上，两臂伸直，双手快速有力地向上、向内冲击5～6次后，检查患者口腔内是否有异物排出。若食物未排出，则重复以上操作，直至患者排出食物或专业急救人员到达。

二、居家经口进食患者防误吸指导

（一）评估与观察要点

同居家经口进食患者防噎食指导。

（二）护理要点

1.进食前查看患者舌的位置，确保没有因后坠阻塞气管。

2.查看患者口腔内有无残留的食物。

3.询问患者有无腹胀、恶心、呕吐等不适，听诊肠鸣音，评价其胃肠蠕动情况。

4.保持半坐卧位或坐位，进食后保持体位30min以上。

5.食物应调制成易于吞咽的状态，如稠厚的、糊状的，可适当使用增稠剂。

6.喂食者位于患者健侧，用勺子把食物放在健侧的颊部或舌后部，有利于食物的吞咽。

7.进食速度适宜，前一口食物吞咽完成后再给予下一口，避免两次食物重叠入口。

8.避免进食整颗大粒的药片或胶囊。

9.有义齿的患者进食时应戴上义齿，进食后及时卸下清洗后备用。

10.进食时环境应安静，避免大声说笑致患者分心。

11.进食后及时清理口腔残留物。

12.当发现患者发生误吸时，立即使患者采取右侧卧位，头低脚高，叩拍背部，尽可能使误吸物排出，及时清理口腔内痰液，呕吐物，及时就医。

（三）指导要点

同居家经口进食患者防噎食指导。

（四）注意事项

同居家经口进食患者防噎食指导。

三、居家患者防误食、误服药指导

（一）评估与观察要点

1.了解患者认知障碍的程度、基础疾病、用药史，有无误食或误服药史。

2.评估患者的意识状态、精神状态及配合程度。

3.评估患者的居家护理环境。

4.评估患者的社会支持情况及照护者的能力与需求。

（二）护理要点

1.有针对性地做好健康教育。

（1）反复向患者及家属做好宣教，使患者能自觉按医嘱定时、定量服药。对于记忆力不好的患者，使用通俗易懂的语言反复宣教，提高患者的服药依从性。

（2）培养良好的服药习惯。

（3）妥善保管药品及有毒物品。

2.教会老年患者或照护者巧记服药方法。

（1）取药后反复叮嘱服药方法，让患者及家属复述1～2遍，直至正确无误。

（2）形象标记法：在患者服药容器上标记不同的符号表示不同的服药方法、次数和剂量。

（3）服药杯提示法：准备几个不同颜色的服药杯，如黄、白、蓝、红分别代表早、中、晚、睡前4个不同的服药时间，按照顺序由家属按医嘱配好一天的药，将所服药物分别放入上述4种颜色的服药杯中，置于安全位置。

3.对于生活完全不能自理的患者，应由照护者进行喂药。

4.做好安全防护，管理好危险食物及物品，如杀虫剂、硬币等。

（三）指导要点

1.告知照护者有认知障碍的患者可能出现的问题及解决方法。

2.指导照护者设计适合认知障碍者的居家环境。

3.指导照护者做好防误食、误服药的安全防护措施及处置（后附误食、误服的应急处置）。

4.教会照护者居家认知训练及日常生活能力训练的方法。

（四）注意事项

一旦发生误食、误服情况，经过在家中的初步急救处理后，应立即送患者到医院救治，并带上误食、误服的药或药瓶，供医生抢救时参考。如果不知道患者误服的是什么药，则应将患者的呕吐物、污染物、残留物带到医院，以备检查。

误食、误服的应急处置

1.错服少量一般药物，如维生素、滋补药、抗生素等，其副作用小，不必做特殊处理（除非大量服用），但应观察病情变化。

2.一旦误服驱蚊药水、止痒药水、止癣药水等外用药，应立即催吐。迅速排出胃中药物是急救的关键，可用手指、筷子刺激咽喉催吐。

3.如果误服了消毒剂，如来苏尔等腐蚀性很强的药物，则不宜采取催吐的方法，而应让患者先喝大量鸡蛋清、牛奶等，这些食物可附着在食管和胃黏膜上，从而起到保护消化道黏膜的作用。

4.若误服大量安眠药或其他毒性大的药物，则要在最短的时间内催吐，然后送医院救治。

5.对于已失去知觉或伴有抽搐的患者，不宜采用催吐法，应及时送医院抢救。

四、居家患者防烫伤指导

（一）评估与观察要点

1.了解患者的基础疾病及用药情况。

2.评估患者的年龄、意识状态、全身皮肤状况及生活自理能力。

3.评估患者温度觉、痛觉的耐受程度，控制疼痛的意愿及疼痛对身体功能的影响。

4.评估患者社会支持情况及照护者的能力与需求。

（二）护理要点

1.正确使用高温高热用品，如热水壶、热水袋、取暖器、电热毯等。

2.提供安全的生活环境，远离热源，如正在烧煮的锅具和燃气灶等；热水壶等要放在患者不易碰到的位置。

3.避免患者可能与热源直接接触的动作，如灌开水等，如看到要有效制止。

4.热水袋的水温一般以50℃为宜，热水袋外面要包裹一层毛巾，避免直接接触皮肤。

5.做好温馨提醒或者放置防烫伤的醒目标识。

6.擦浴、洗浴、洗脚等洗漱前，先调试好水的温度（应先放冷水，再放热水，调好水温，用手试温）。

7.对于老年患者，应谨慎进行中药敷贴、拔火罐等治疗，这些措施容易引起皮肤灼伤，必须使用时，照护者要密切观察其皮肤变化，以防皮肤损伤。

（三）指导要点

1.告知烫伤的原因、危害及预防措施。

2.指导居家老年患者及照护者采用正确的取暖方式。

3.告知患者及照护者烫伤后的应急处置流程（后附烫伤应急处置）。

（四）注意事项

1.烫伤高风险者，严禁使用热水袋，做好预防烫伤的相关措施。

2.烫伤处出现水疱、皮肤破损时应在应急处置后立即就诊，不要自行在家中处理，以免发生感染等不良后果。

烫伤应急处置

1.当患者发生烫伤时，应立即远离热源，将覆盖在烫伤处的衣裤剪开，以避免烫伤程度加重。

2.采取"冷散热"的措施，用冷水持续冲洗烫伤处，或将烫伤部位置于盛有冷水的容器中浸泡。

3.保持创面的清洁，可用清洁的衣物简单包扎或者覆盖。

4.立即送往医院治疗。

五、居家患者防跌倒指导

（一）评估及观察要点

1.了解患者的病情、跌倒史及用药史。

2.评估患者的意识状态、视力、步态、肌力、平衡及活动能力。

3.评估患者居住环境的安全性及辅助用具使用情况。

4.评估照护者对跌倒风险及预防跌倒的认知以及照护者的照护能力。

（二）护理要点

1.参照托马斯跌倒风险评估量表，评估患者的跌倒风险（见表1-2-2）。

表1-2-2 托马斯跌倒风险评估量表

（St Thomas's Risk Assessment Tool, STRATIFY）

序号	项目	得分	
1	最近一年内或住院中发生过跌倒	否 =0	是 =1
2	意识欠清、无定向感、躁动不安（任一项）	否 =0	是 =1
3	主观视觉不佳，影响日常生活能力	否 =0	是 =1
4	需上厕所（如尿频、腹泻）	否 =0	是 =1
5	活动无耐力，只能短暂站立，需协助或使用辅助器才可下床	否 =0	是 =1
总得分：___分			
评分标准：总分5分，总得分≥2分即定义为高危跌倒患者			

2.跌倒的预防

（1）根据患者的跌倒风险评分，对患者及照护者进行跌倒相关知识宣教。

（2）房间内光线充足，地板干净、不潮湿，移开障碍物，浴室放置防滑垫。

（3）将常用物品放置于床头等易取处。

（4）床两侧安装床栏（必要时），患者卧床时正确使用床栏。

（5）建议患者使用手刹轮椅，使用轮椅活动时后背靠紧椅背，由他人推行时，必须系好绑带，防止患者跌倒。

（6）行走时穿合适的衣裤和防滑鞋。

（7）活动时使用合适的辅助工具。

（8）遵循起床三部曲：即床上平躺30s，床边坐起30s，床边站立30s，再开始活动。

（9）活动时，若感到头晕、双脚无力，应立即蹲下或坐下，并及时寻求帮助。

（10）对于高跌倒风险患者，指导家属24h贴身照护。

（11）对于服用降压药、降糖药、镇静催眠类药物或抗精神病药物的患者，应观察其意识、血压、血糖及肌力变化，询问有无头晕、头昏等不适，必要时及时就诊调整药物。

（三）指导要点

1.告知患者和照护者跌倒的危险因素、危害及预防措施。

2.告知患者和照护者选择合适的衣裤、穿防滑鞋。

3.指导患者和照护者科学饮食，保证充足的营养摄入。

4.指导患者和照护者发生跌倒时，患者自我保护及减轻跌倒后损伤的方法（后附跌倒的应急处置）。

5.教会居家老年患者正确使用辅助工具进行活动。

（四）注意事项

1.活动前，应保证使用的辅助用具性能完好。

2.使用床栏前，应检查其牢固程度。

3.在不清楚患者伤情的情况下，切忌盲目搬动，以避免造成二次损伤。

跌倒的应急处置

1.呼叫，寻求救援，拨打急救电话（120）。

2.轻拍患者肩膀，大声呼叫患者，查看患者意识是否清醒。对于意识清醒者询问其跌倒方式、着地部位、疼痛部位等，检查伤情，同时安慰患者，必要时给予衣被保暖。收集跌倒的相关信息，以提供给急救人员。对于意识不清醒者，则应按照急救电话的指示进行急救。

3.在急救人员没有到达前，不要随意搬动患者。

4.急救人员到达后，提供患者跌倒的相关信息。

5.急救人员评估患者、收集相关信息后，判断患者伤情并决定患者是否需要送医院。

6.选择合适的搬运方式将患者送至医院，行进一步治疗。

7.与医护人员共同探讨本次跌倒的原因，有针对性地进行整改，预防跌倒再次发生。

六、居家患者防走失指导

（一）评估与观察要点

1.了解患者认知障碍的程度、疾病类型、用药史及家族史。

2.评估患者的年龄、生活习惯、活动能力和走失史。

3.评估患者居家护理环境以及最近有无变化的事件，如搬新家、家中有新成员等。

4.评估患者的社会支持情况及照护者的能力与需求。

（二）护理要点

1.日常生活照护

（1）照护者要加强与患者的沟通，及时了解并满足患者的合理需求。

（2）与患者交谈时使用温和的语言，避免反问或刺激性语言。

（3）与患者交谈时放慢语速、语调平和，用简单易理解的词语，给予充足的反应时间。

（4）为患者提供日常生活能力训练，安排其做力所能及的事情。

（5）有夜间睡眠障碍者，可适当增加白天的活动量。

（6）不要突然改变患者熟悉的环境和照护者，需要给予充足的时间让患者熟悉和适应新的环境和成员。

2.精神行为问题管理

（1）观察患者精神行为问题的表现、持续时间、频次及潜在的隐患。

（2）寻找患者精神行为问题可能的原因或诱发因素，制定相应的预防及应对策略。

（3）患者发生精神行为问题时，以理解和接受的心态去应对和疏导，避免强行纠正和制止。

（4）精神行为问题首选非药物管理措施，无效时及时就诊，可考虑药物干预。

3.安全防护

（1）佩戴胸卡或将胸卡放置于患者不易丢失处，并在胸卡上记录姓名、联系电话及家庭住址等信息。

（2）24h监护，必要时在家中安装监护装置和智能化的门锁；购买和使用具有定位功能的手杖、手表等智能化产品，帮助定位查询走失后的患者。

（三）指导要点

1.告知照护者认知障碍各阶段可能出现的问题及相应的解决

方法。

2.指导照护者改造适合认知障碍者居住的居家环境。

3.指导照护者做好防走失的安全防护措施。

4.教会照护者居家认知训练、日常生活能力训练的方法。

5.教会照护者舒缓自身压力的技巧，提供相关的支持服务信息。

（四）注意事项

1.遵循个体化原则，动态调整照护方案。

2.进行认知训练及日常生活能力训练时，应遵循从简单到复杂的原则，循序渐进，不能操之过急，否则容易适得其反。

七、居家患者防拔管（使用约束带）指导

（一）评估与观察要点

1.评估患者的年龄、疾病状态、意识状态、肢体活动能力、皮肤受损等情况。

2.评估患者及照护者对使用约束带的目的、方法的了解程度和配合程度。

3.评估患者及照护者的生理、心理需要。

4.评估照护者的照护能力和患者的照护需求。

5.观察导管的性质、固定情况等。

（二）护理要点（以使用腕部约束带为例）

1.患者取舒适卧位，用棉垫将包裹于患者腕部的宽绷带打成双套结→套在棉垫外→稍用力拉紧（以不影响血液循环为宜）→将带子系于床缘。

2.保持患者的肢体处于功能位，调整约束带的松紧度，以能放进 1 ~ 2 横指为宜。

3.做好患者的生活护理，协助患者翻身、排大小便，保持床单位的清洁、干燥。

4.更换照护者时，应做好交接班。

5.当患者不存在意外拔管风险时，要及时解除约束带。

（三）指导要点

1.告知患者及照护者意外拔管的危险因素、危害及预防措施。

2.告知照护者导管的正确固定方法。

3.指导照护者约束工具的正确使用方法及观察要点。

4.告知照护者发生意外拔管后，应及时寻求帮助。

（四）注意事项

1.约束带松紧适度，约束期间指导照护者满足居家患者喝水、进食、如厕等需求。

2.每 1h 观察约束部位的皮肤颜色、温度、活动及感觉，若发现肢体苍白、麻木、冰冷、肿胀、发绀、约束部位皮肤破损，则应立即放松约束带。

3.约束带只能作为保护患者安全、防止意外拔管的方法，不可作为惩罚患者的手段，使用时必须得到监护人的同意方可执行。

4.每 2h 放松约束，活动肢体 5 ~ 10min。必要时进行肢体按摩，促进血液循环。

第三节 压力性损伤预防护理规范

压力性损伤是由强烈和（或）长期的压力或压力联合剪切力导致的皮肤和（或）皮下软组织的局限性损伤，表现为表皮完整或开放性溃疡，可伴有疼痛，通常发生在骨隆突处，或与设备、其他物体等接触处。器械相关压力性损伤是指由于器械或物品（如床上杂物、家具和设备）持续接触皮肤和组织造成的压力性损伤，由此产生的压力性损伤通常完全符合器械的式样或形状。预防是压力性损伤护理的首要环节，通过科学地评估和实施预防性策略降低压力性损伤的发病率已成为共识。

一、评估与观察要点

（一）识别高危人群

1.病情危重的患者。

2.接受姑息性治疗的患者。

3.慢性神经系统疾病患者。

4.脊髓损伤患者。

5.高龄患者。

6.身体衰弱、营养不良的患者。

7.肥胖者。

8.组织水肿的患者。

9.糖尿病患者。

10.使用医疗器械的患者。

11.意识不清或使用镇静剂的患者。

12.失禁患者。

13.因医疗护理措施限制活动的患者。

（二）皮肤黏膜评估

1.从头到脚对皮肤进行评估，特别关注骨隆突处，包括骶部、足跟部、髋部、枕部等。评估器械下的皮肤、黏膜和软组织有无损伤。

2.评估皮肤和黏膜有无颜色改变、破损、浸渍、水肿等。对于肥胖者，还应关注皱褶处皮肤有无变化。评估重点部位的皮肤有无疼痛感及温度变化。

3. 患者每次变换体位时，照护者要对皮肤进行评估，存在持续红斑表明需要增加变换体位的频率，缩短变换体位的间隔时间。

（三）风险评估

风险评估工具提供了一种结构化的评估压力性损伤风险的方法。最常用的压力性损伤风险评估工具为布雷登（Braden）量表（见表1-3-1）。

表1-3-1　布雷登（Braden）量表

评分项目	1分	2分	3分	4分
感觉	完全受限	非常受限	轻度受限	未受限
潮湿	持续潮湿	非常潮湿	偶尔潮湿	很少潮湿
活动能力	卧床不起	局限于椅	偶尔行走	经常行走
移动能力	完全不能移动	严重受限	轻度受限	不受限

续表

评分项目	1分	2分	3分	4分
营养	非常差	可能不足	足够	非常好
摩擦/剪切力	已存在问题	有潜在问题	无明显问题	
评分标准：最高23分，最低6分，15～18分为低度危险，13～14分为中度危险，10～12分为高度危险，≤9分为极高危				

二、预防护理要点

（一）减压技术

1. 体位管理减压

（1）制定体位管理计划：结合患者一般情况、治疗目标、活动和移动能力、减压设备以及舒适度需求，制定体位管理计划。

（2）变换体位频次：对于卧床的患者，有气垫床时，每2～4h变换体位一次；无气垫床时，每2h变换体位一次。对于坐轮椅的患者，有减压装置时，每2～3h变换体位一次；无减压装置时，每1h变换体位一次。若已经出现皮肤改变，则应增加体位变换频次。在每一次变换体位时，需要观察皮肤状况，及时记录异常情况。

（3）对于卧床患者，在病情允许的情况下，平卧位时，床头抬高≤30°，抬高床头前，先将床尾抬高30°；侧卧位时，选择30°侧卧位（右侧、仰卧、左侧交替进行）。在改变体位时，应采用"抬起减压法"。在体位改变后，可使用局部减压支撑面，同时维持各关节的功能位置，并抚平衣物及床单。避免身体被医疗设备压迫。

（4）对于无法常规变换体位的危重患者，可频繁进行小范围体位变换，以作为常规体位变换的补充。一旦患者的血流动力学和氧合状态稳定，则应尽快恢复常规体位变换。

2. 局部自我减压法（主动减压法）：对于有能力的患者，可采取一定的方式定期对局部皮肤进行舒缓减压。如：长期坐轮椅的患者，可每15min用上臂支撑，抬起臀部一次，每次坚持1～3min。

3.减压支撑面应用

支撑面是指任何可用于分散局部组织压力、管理局部微环境以及具有其他治疗功能的设备。使用减压支撑面的同时，所有有风险或已经发生压力性损伤的患者应继续实施更换体位。建议应根据患者体型和体重、移动和活动受限的程度、对控制微环境和降低剪切力的需求、发生压力性损伤的风险以及现有压力性损伤的数量、严重程度和位置等因素选择符合压力再分布需求的支撑面。

（1）全身减压支撑面包括交替充气床垫、普通气垫床、硅胶床垫、充气或充水床垫等。

（2）局部减压支撑面包括各类减压椅垫、枕垫、足跟垫等，根据使用的部位不同选择各种不同的形状。根据材质可分为气垫、凝胶垫、海绵垫、泡沫垫、流体垫等。

4.敷料局部减压法

（1）在需要保护的部位应用各类敷料，可分散剪切力、减少摩擦力、重新分布压力以及保持局部皮肤适宜的微环境。

（2）在使用预防性敷料预防压力性损伤时，需要继续采取其他预防措施（如体位管理和减压支撑面应用）。

（3）定期评估预防性敷料保护的皮肤，每天至少1次，以评价预防性护理方案的有效性。

（4）如果预防性敷料移位、松动、过度潮湿或敷料/敷料下的皮肤发生污染，则需移除敷料，重新更换。

（二）器械相关压力性损伤的预防

1.选择合适材质、型号的器械，按说明书正确应用。

2.每天至少2次观察与器械相接触的皮肤、黏膜情况，条件允许时，对器械进行松动、重置或去除。原则上应避免患者直接接触导管及其他设备或异物。

3.有效固定设备，同时避免局部增加额外压力。体位改变前后都应重新调整和检查设备。

4.使用合适的预防性敷料，但避免放置过多的敷料而增加皮肤与器械接触面的压力。

5.检查并清除皮肤上不必要的物品，减少器械相关压力性损伤的发生。

（三）皮肤护理

1.每天评估患者全身皮肤状况，特别关注骨隆突处、与器械接触的皮肤和软组织，新生儿和婴幼儿须关注枕骨。

2.实施个性化的沐浴频率，选择温和的清洗剂，避免用力擦拭，禁止使用含酒精的溶液擦洗。

3.干燥的皮肤可使用保湿剂如润肤露或润肤油。

4.对于感觉障碍的患者，禁用热水袋，慎用冰袋，防止烫伤或冻伤。

5.避免将爽身粉、滑石粉拍到皮肤皱褶处，以免引起额外的皮肤损伤。

6.避免按摩有压力性损伤风险部位的皮肤，如骨突处、发红的皮肤及周边组织。

7.失禁患者的皮肤护理

（1）为患者制定排便、排尿的训练计划。

（2）尿失禁患者，使用高吸收性的失禁产品保护皮肤。

（3）保持患者处于干爽、干净的环境，避免尿液和粪便的刺激。若发生大小便失禁的情况，则要及时用温水或弱酸性清洗剂清洁皮肤，使用皮肤隔离剂。

（4）使用大小便引流装置。

（5）皮肤发生霉菌感染时，要及时使用抗霉菌药物。

（四）营养支持

1. 全面评估患者的营养状况，给予合适的热量和蛋白质摄入。

2. 识别并纠正各种影响患者营养摄入的因素。

3. 对于营养缺乏者，需至营养师处就诊。

4. 定期监测患者的营养指标、肝功能、肾功能等。

（五）健康教育

为长期卧床、脊髓损伤患者及老年人等压力性损伤的高危人群及其照护者，提供预防压力性损伤的健康信息。

第四节　坠积性肺炎预防护理规范

坠积性肺炎多见于严重消耗性疾病的患者，尤其是临终前患者，其心功能减弱、长期卧床，易引起肺底部长期充血、瘀血、水肿而发炎。坠积性肺炎属于细菌感染性疾病，多为混合感染。

（一）评估与观察要点

1.临床症状

以发热、咳嗽、咳痰为主，尤以咳痰不利、痰液黏稠而致呛咳为主要特点。

2.实验室指标

一般为白细胞增多，中性粒细胞比例增高，痰病原体培养阳性。

3.胸部X线检查

多为双侧或单侧下肺片状、点状模糊阴影，或出现双侧或单侧下肺大面积模糊影，偶尔能够看到一侧的肺野透亮程度低于正常，胸壁内缘可见致密影和肋角变钝。

4.胸部CT检查

多表现为双侧及单侧下肺沿肺部纹理分散的多发散在小片模糊高密度影，且病变小、密度较淡、呈散在分布，部分患者肺部有大片实变影，密度较高，肺部常可见充气支气管征，并伴有阻塞性肺不张，内缘模糊。

（二）预防与护理

1.改善呼吸功能

（1）保持室内空气新鲜，定时通风换气。

（2）神志清醒者可采用半坐卧位，昏迷者可采用仰卧位且头部偏向一侧或侧卧位，防止呼吸道分泌物误入气道引起窒息或肺部并发症。

（3）保持呼吸道通畅。做好深呼吸、有效咳嗽，协助翻身拍背促进排痰，必要时可进行辅助吸痰。可采用主动呼吸循环技术进行呼吸锻炼，具体如下：①呼吸控制。协助患者取坐位，指导患者用鼻吸气，感受腹部膨胀，用口呼气，感受腹部自然凹进，5次/组，根据患者疲劳程度及时调整。②胸廓扩张运动。将患者一手放在胸部，指导主动深吸气，感受吸气时胸部扩张，用鼻吸气后在呼气末屏气3s后用嘴慢呼气，每组3～5个深呼吸。③用力呼气。患者用鼻长吸气后，在张开嘴和声门的同时快速发出"哈"的声音，3次/d，每次5～10min。④根据呼吸困难程度给予氧气吸入，纠正缺氧状态，改善呼吸功能。

2.早期活动

根据病情尽可能取坐位或变换体位，照护者每2～3h协助患者翻身一次，防止分泌物滞留在肺下垂部位，通过变换体位改变重力作用方向，促使分泌物排出。

3.饮食

（1）适当增加维生素和蛋白质的摄入。

（2）对于心、肾功能无障碍者，应给予充足水分，每天饮水量达到1.5～2.0L，有助于呼吸道黏膜的湿润，促进排痰。

（3）进食后不可立即卧床，应保持坐姿30min左右，防止发生吸入性肺炎。

健康促进——脑卒中 一级／二级预防

通过"互联网+护理服务"脑卒中一级／二级预防护理健康促进内容的培训学习，培养一批具有较高水平和专长的脑卒中一级／二级预防护理健康指导人员，要求其能够掌握和运用高血压、糖尿病、心房颤动、高血脂、肥胖、阻塞性睡眠呼吸暂停综合征和脑卒中等疾病相关知识和技能，为脑卒中的中高危风险患者提供安全、有效的一级／二级预防护理，降低脑卒中的发病率和复发率，同时指导和培养更多的临床护理骨干，为推进脑卒中一级／二级预防的"互联网+护理服务"模式建立人才储备库。

第一节 脑卒中概述

一、脑卒中定义

脑卒中俗称"中风"，是一种急性脑血管疾病，是脑部血管突然破裂或血管阻塞，导致局部脑组织血液供应障碍，从而引起急性神经功能缺损综合征。脑卒中主要包括缺血性脑卒中（即脑梗死，包括脑血栓形成、脑栓塞等）和出血性脑卒中（包括脑出血、蛛网膜下腔出血等）。缺血性脑卒中是最常见的类型，约占脑卒中的70%～80%。

脑卒中具有高发病率、高死亡率、高致残率、高复发率和高经济支出的特点，是目前人类死亡的第二位原因和成年人致残的主要原因。脑卒中与缺血性心脏病、恶性肿瘤构成多数国家的三大致死性疾病。

二、脑卒中疾病负担

全球疾病负担研究（Global Burdeu of Disease，GBD）显示，我国总体脑卒中终生发病风险为39.9%，位居全球首位。这意味着每5人中大约会有2人罹患脑卒中。此外，脑卒中也是我国疾病所致寿命损失年的第一位病因。2018—2019年《中国卫生健康统计年鉴》数据显示，2018年我国居民因脑血管病死亡比例超过20%，这意味着每5位死亡者中至少有1人死于脑卒中。

随着社会老龄化加快，居民不健康生活方式流行，脑卒中危险因素普遍暴露，我国脑卒中疾病负担有暴发式增长的态势，并呈现出低收入群体快速增长、地域和城乡差异以及年轻化的趋势。据推测，2030年我国脑血管病事件发生率将较2010年升高约50%。

三、脑卒中流行病学特征

我国脑卒中流行病学特征主要表现为发病年轻化、男性多于女性，同时具有地域、城乡和类型差异。

（一）年龄特征——发病年轻化

我国脑卒中患者年龄特征表现为发病呈现年轻化趋势，其平均发病年龄在65岁，低于发达国家的75岁。2012—2016年国家"脑卒中高危人群筛查和干预项目"数据显示，我国40岁及以上脑卒中患者首次发病的平均年龄为60.9～63.4岁，首次发病年龄构成中，40～64岁年龄段占比超过66.6%。

（二）性别特征——男性多于女性

我国脑卒中发病的性别特征表现为男性多于女性。2018—2019年《中国卫生健康统计年鉴》数据显示，2005—2018年城市和农村居民脑卒中粗死亡率均表现为男性高于女性。

（三）地域特征——北高南低，中部突出

我国脑卒中发病的地域特征表现为"北高南低，中部突出"。中国脑卒中流行病学调查（NESS-China）发布的2012—2013年脑卒中数据显示，东北地区脑卒中发病率与死亡率均最高，其次为中部地区，南部地区最低；中部地区脑卒中患病率最高，其次为东北地

区，南部地区最低。

（四）城乡特征——农村高于城市

我国脑卒中发病的城乡特征表现为农村高于城市。2016年"脑卒中高危人群筛查和干预项目"数据显示，我国农村和城市40岁及以上人群的脑卒中人口标准化患病率分别为2.29%和2.07%，农村高于城市。

（五）类型差异——缺血性脑卒中增多，出血性脑卒中减少

《中国脑卒中防治报告2019》中报道，我国缺血性脑卒中发病率表现为持续上升，出血性脑卒中发病率呈现缓慢下降的趋势。

第二节　脑卒中一级预防

脑卒中一级预防，也就是卒中发病前的预防，即针对脑卒中中高危风险人群，通过早期的健康指导，积极地进行早期干预，以减少脑卒中的发生。

一、脑卒中危险因素

脑卒中的危险因素是指经流行病学研究证明的、与脑血管疾病发生和发展有直接关联的因素，分为可干预危险因素和不可干预危险因素两大类，其中可干预危险因素是脑血管病预防的主要目标。

（一）不可干预危险因素

1.年龄

脑血管病的发病率、患病率和死亡率均与年龄呈正相关。55岁以后发病率明显增加，年龄每增加10岁，脑卒中发生率约增加1倍。

2.性别

流行病学资料显示，脑卒中的发病率男性高于女性。

3.遗传因素

父亲或母亲有脑卒中史的子女脑卒中发生风险均增加，其相对危险度（RR值）分别是2.4和1.4。某些遗传性疾病如伴皮质下梗死和白质脑病的常染色体显性遗传性动脉病、法布里和遗传性高凝状态均增加脑卒中的发生率。

4.种族

黑种人发生脑卒中的风险比白种人高。在黄种人中，中国人和日本人发生脑卒中的风险也较高。

（二）可干预危险因素

1.高血压

高血压是脑卒中最重要的可干预危险因素。收缩压和舒张压的升高都与脑卒中的发病风险呈正相关。研究表明，收缩压＞160mmHg（1mmHg≈0.133kPa）和（或）舒张压＞95mmHg者，脑卒中相对风险约为血压正常者的4倍，在控制了其他危险因素后，收缩压每升高10mmHg，脑卒中发病的相对危险增加49%，舒张压每增加5mmHg，脑卒中发病的相对危险增加46%。

2.糖尿病

糖尿病是缺血性卒中的独立危险因素，但不是出血性卒中的独立危险因素。长期慢性高血糖极易导致动脉发生粥样硬化病变，造成血管壁增厚，管腔变狭窄，从而导致脑卒中的发生。研究表明，在我国脑卒中患者中，糖代谢异常的比例高达68.7%，其中42.3%的脑卒中患者合并有糖尿病。

3.血脂异常

血脂异常与缺血性卒中发生率之间存在着明显的相关性。一项随访研究表明，血总胆固醇浓度、低密度脂蛋白胆固醇浓度和三酰甘油浓度每升高1mmol/L均可显著增加缺血性卒中的发生风险。

4.心房颤动

在调整其他血管危险因素后，单独心房颤动可以使脑卒中的风险增加3～4倍。心房颤动所致脑卒中占所有脑卒中的20%，在非瓣膜病心房颤动患者中，缺血性脑卒中的年发生率约为5%，是无心房颤动患者的2～7倍。而瓣膜病心房颤动患者脑卒中的发生率是无心房颤动患者的17倍。相比其他类型脑梗死，心房颤动引起的脑梗死预后差，致残率高。这主要与来源于心房和心室腔的血栓较大有关。心房颤动导致的脑梗死急性期病死率为5%～15%，如果栓子来源不能消除，10%～20%的脑栓塞患者可能在发病后1～2周内再发梗死，再发后病死率更高。

5.其他心脏病

其他心脏病如心脏瓣膜修补术后、心肌梗死、扩张型心肌病、心脏病的围术期、心导管和血管内治疗、心脏起搏器植入术和射频消融术等均增加缺血性脑卒中的发生率。

6.无症状性颈动脉狭窄

无症状性颈动脉狭窄是明确的卒中独立危险因素。短期（2～3年）随访研究显示，无症状颈动脉狭窄（50%～99%）者脑卒中发生率为每年1.0%～3.4%；长期随访研究显示，无症状颈动脉狭窄（50%～99%）者10年脑卒中发病率为9.3%，15年脑卒中发病率为16.6%。

7.吸烟

吸烟可以影响全身血管和血液系统，如加速血管硬化、升高血浆纤维蛋白原水平、促使血小板聚集、降低高密度脂蛋白水平等。烟草中的尼古丁还可刺激交感神经兴奋，促使血管收缩、血压升高。吸烟可使缺血性脑卒中的相对危险增加90%，使蛛网膜下腔出血的相对危险增加近2倍。与不吸烟者相比，吸烟者缺血性卒中的RR值是1.9，长期被动吸烟者发生卒中的相对危险较不暴露于吸烟环境者增加1.82倍。

8.绝经后雌激素替代治疗

研究显示，雌激素加孕激素替代治疗明显增加缺血性脑卒中的风险。

9.缺乏体育运动

与缺乏运动的人群相比，体力活动能够降低27%卒中或死亡风险；与不锻炼的人群相比，中等运动程度能够降低20%脑卒中风险。

10.肥胖

肥胖人群易患心脑血管病，这与肥胖可导致高血压、高血脂、高血糖是分不开的。

11.酗酒

过量饮酒使脑卒中风险升高。

12.其他

其他包括口服避孕药、睡眠呼吸障碍病、偏头痛、高同型半胱氨酸血症等因素均可增加脑卒中的发生风险。

二、脑卒中风险筛查

脑卒中是严重危害我国国民健康的重大慢性非传染性疾病。自2005年以来，一直占据我国国民死因的第一位，但脑卒中同时也是一种可防可治的疾病，早期筛查、积极干预效果显著。

（一）脑卒中风险筛查评估内容

原则上，年龄超过40岁的人都需要进行脑卒中风险筛查。根据脑卒中高危人群筛查和干预工作流程，依据以下8项危险因素进行风险评估：

- 高血压病史（血压 ≥ 140/90mmHg），或正在服用降压药；

- 心房颤动或者瓣膜性心脏病；

- 累计或连续吸烟6个月以上；

- 血脂异常；

- 糖尿病；

- 很少进行体育运动（体育锻炼的标准是每周锻炼 ≥ 3次、每次 ≥ 30min、持续时间超过1年；从事中重度体力劳动者视为经常有体育锻炼）；

- 明显超重或肥胖〔体重指数（body mass index，BMI）≥ 24kg/m² 为超重；BMI ≥ 28kg/m² 为肥胖〕；

- 有脑卒中家族史。

（二）脑卒中风险筛查评估判断

高危：有3项及以上上述危险因素者；或既往有脑卒中病史，和（或）既往有短暂性脑缺血发作的病史。

中危：有 < 3项上述危险因素，但患有慢性病（高血压、糖尿病、心房颤动或瓣膜性心脏病）之一者。

筛查结果为中高风险的人群，应到神经内外科或脑血管病专科门诊做进一步的病史采集、体格检查、疾病相关危险因素检查和血生化检验等，通过筛查结果进行对应的一级预防。

三、高血压健康促进

（一）概述

1.高血压的定义

高血压是以体循环动脉压升高为主要临床表现的心血管综合征，可分为原发性高血压（essential hypertension）和继发性高血压（secondary hypertension）。

高血压是指在未使用降压药物的情况下，非同日3次测量诊室血压，收缩压（SBP）≥140mmHg和（或）舒张压（DBP）≥90mmHg。

2.高血压的危害

高血压是世界上非正常（提早）死亡的最重要原因之一，是卒中、心肌梗死、心力衰竭和慢性肾功能衰竭等疾病的主要危险因素。《中国心血管健康与疾病报告2023》数据显示，我国高血压患者人数已达2.45亿。全国因心脑血管疾病死亡占总死亡人数的40%以上，脑卒中发病率是冠心病事件发病率的5倍。在临床治疗试验中，我国高血压人群脑卒中与心肌梗死的发病比值约为（5～8）:1，而在西方该比值约为1:1。因此，高血压仍是我国脑卒中人群最主要的心血管风险因素，治疗高血压是我国预防脑卒中的重要目标。

3.高血压分类和分层

（1）基于诊室血压的血压分类和高血压分级（见表2-2-1）。

表2-2-1　基于诊室血压的血压分类和高血压分级

单位：mmHg

分类	收缩压（SBP）	舒张压（DBP）
正常血压	<120 和	<80
正常高值	120～139 和（或）	80～89
高血压	≥140 和（或）	≥90
1级高血压（轻度）	140～159 和（或）	90～99
2级高血压（中度）	160～179 和（或）	100～109
3级高血压（重度）	≥180 和（或）	≥110
单纯收缩期高血压	≥140 和	<90
单纯舒张期高血压	<140 和	≥90

注：当SBP和DBP分属于不同级别时，以较高的分级为准。

（2）影响高血压患者心血管预后的重要因素：

①危险因素：

- 高血压（1级～3级）；

- 男性＞55岁，女性＞65岁；

- 吸烟或被动吸烟；

- 糖耐量受损（2h血糖7.8～11.0mmol/L）和（或）空腹血糖异常（6.1～6.9mmol/L）；

- 血脂异常（总胆固醇≥5.2mmol/l，或LDL-C≥3.4mmol/L，或HDL-C＜1.0mmol/L）；

- 早发心血管疾病家族史（一级亲属发病年龄＜50岁）；

- 腹型肥胖（腰围：男性≥90cm，女性≥85cm）或肥胖（BMI≥28kg/m²）；

- 高同型半胱氨酸血症；

- 高尿酸血症（血尿酸：男性≥420μmol/L，女性≥360μmol/L）；

- 心率增快（静息心率＞80次/min）。

②靶器官损害：

- 左心室肥厚（心电图Sokolow-Lyon电压＞3.8mV或Cornell乘积＞244mV·ms，或超声心动图左心室质量指数男≥109g/m²，女≥105g/m²）；

- 颈动脉超声内膜中层厚度（IMT）≥0.9mm或动脉粥样斑块；

- 颈-股动脉脉搏波传导速度（cfPWV）≥10m/s或肱-踝动脉脉搏波传导速度（baPWV）≥18m/s；

- 踝/臂血压指数（ABI）＜0.9；

- 估算的肾小球滤过率（eGFR）为30～59mL/（min·1.73m²）或血清肌酐轻度升高（男性115～133μmol/L，女性107～

124μmol/L）；

●微量白蛋白尿：尿白蛋白与肌酐比值30～300mg/g或白蛋白排泄率30～300mg/24h；

③临床并发症与合并症：

●脑血管病：脑出血，缺血性脑卒中，短暂性脑缺血发作；

●心脏疾病：心肌梗死史，心绞痛，冠状动脉血运重建，慢性心力衰竭，房颤；

●肾脏疾病：糖尿病肾病，肾功能受损，包括：eGFR＜30mL/（min·1.73m²），或血肌酐升高（男性≥133μmol/L，女性≥12μmol/L），或蛋白尿（≥300mg/24h）；

●外周动脉疾病；

●视网膜病变：眼底出血或渗出，视乳头水肿；

●糖尿病。

（3）高血压患者的心血管风险水平分层（见表2-2-2），有利于确定启动降压治疗的时机，优化降压治疗方案，确立更合适的血压控制目标，以及对患者进行综合管理。

表2-2-2　高血压患者心血管危险分层标准

心血管危险因素和疾病史	血压（mmHg）			
	SBP130～139和（或）DBP85～89	SBP140～159和（或）DBP90～99	SBP160～179和（或）DBP100～109	SBP≥180和（或）DBP≥110
无	低危	低危	中危	高危
1～2个其他危险因素	低危	中危	中/高危	很高危

续表

心血管危险因素和疾病史	血压（mmHg）			
	SBP130～139和（或）DBP85～89	SBP140～159和（或）DBP90～99	SBP160～179和（或）DBP100～109	SBP≥180和（或）DBP≥110
≥3个其他危险因素，靶器官损害，CKD3期，或无并发症的糖尿病	中/高危	高危	高危	很高危
临床并发症，CKD≥4期，或有并发症的糖尿病	高/很高危	很高危	很高危	很高危

注：CKD为慢性肾脏疾病

4.高血压的发病机制

（1）危险因素：包括遗传因素、年龄以及多种不良生活方式等，具体包括高钠、低钾膳食，超重和肥胖，过量饮酒，缺乏体力活动，长期精神紧张；其他危险因素还包括高血压、糖尿病、血脂异常等。

（2）发病机制

1）交感神经系统活性亢进：各种因素使大脑皮质下神经中枢功能发生变化，各种神经递质浓度与活性异常，导致交感神经系统活性亢进，血浆儿茶酚胺浓度升高，阻力小动脉收缩增大。

2）肾性水钠潴留：各种原因引起的肾性水钠潴留，通过全身血流自身调节使外周血管阻力增加，血压升高。

3）肾素-血管紧张素-醛固酮系统（RASS）激活：经典的RAAS作用机制包括肾小球入球微动脉的球旁细胞分泌肾素，激活从肝脏产生的血管紧张素原，生成血管紧张素Ⅰ，然后经肺循环的转换酶生成血管紧张素Ⅱ（AⅡ）。AⅡ是RAAS的主要效应物质，作用于血管紧张素Ⅱ受体，使小动脉平滑肌收缩，刺激肾上腺皮质球状带分泌醛固酮，通过交感神经末梢突触前膜的正反馈使去甲肾上腺素分泌增加。这些作用均可使血压升高，参与高血压的发生及发展。

4）细胞膜离子转运异常：血管平滑肌细胞有许多特异性的离子通道、载体和酶，组成细胞离子转运系统，维持细胞内外钠、钾、钙离子浓度的动态平衡。遗传性或获得性细胞膜离子转运异常，包括钠泵活性降低、钠-钾、离子协同转运缺陷、细胞膜通透性增强、钙泵活性降低均可导致细胞内钠、钙离子浓度增高，膜电位降低，激活平滑肌细胞兴奋-收缩耦联，使血管收缩反应性增强和平滑肌细胞增生、肥大，导致血管阻力增大。

5）血管机制：大小动脉血管的结构和功能改变影响高血压的发生、发展。①各种血管活性物质（如NO、PGI2、ET-1、EDCF等）调节心血管功能；②各种危险因素影响动脉弹性功能和结构，大动脉弹性下降，脉搏波传导速度增快，反射波抵达中心大动脉的时相从舒张期提前到收缩期，出现收缩期延迟压力波峰，导致收缩压升高、舒张压下降；③阻力小动脉结构（血管数目稀少或壁腔比值增大）和功能（弹性减退和阻力增大）改变，影响外周压力反射点的位置或反射波强度，也对脉压增大起重要作用。

6）胰岛素抵抗：胰岛素抵抗引起的高胰岛素血症使肾脏水钠重吸收增强，交感活性增加，动脉弹性减退，从而引起血压增高；还可伴有血脂代谢异常。

5.高血压的临床表现

高血压被称为"沉默的杀手"。大多数高血压患者因起病缓慢，缺乏特殊临床表现。高血压的症状与血压升高的水平并无一致的关系。

（1）原发性高血压的症状：高血压的症状因人而异。常见症状有头晕、头痛、头胀感、疲劳、心悸等，也可出现视力模糊、鼻出血等较严重的症状，典型的高血压头痛在血压下降后即可消失。当血压突然升高到一定程度时，甚至会出现剧烈头痛、呕吐、心悸、眩晕等症状，严重时会发生神志不清、抽搐，这就属于急进型高血压和高血压危重症，多会在短期内发生严重的心、脑、肾等器官的损害和病变，如脑卒中、心肌梗死、肾功能衰竭等。

（2）继发性高血压的症状：主要表现为与原发病有关的症状和体征，高血压仅是其症状之一。继发性高血压患者的血压升高具有其自身特点，如主动脉缩窄所致的高血压可仅限于上肢；嗜铬细胞瘤引起的血压升高呈阵发性。

6.高血压的诊断

诊室血压是我国目前诊断高血压、进行血压水平分级以及观察降压效果的常用方法（后附诊室血压测量步骤）；有条件者应进行诊室外血压测量。

采用经核准的血压计，测量安静休息坐位时的上臂肱动脉部位血压，一般需非同日测量3次血压值，收缩压≥140mmHg和（或）舒张压≥90mmHg可诊断高血压。患者既往有高血压史，正在服用降压药物，即使血压正常，也应诊断为高血压。

动态血压监测（ABPM）的高血压诊断标准为：24h平均血压≥130/80mmHg；白天平均血压≥135/85mmHg；夜间平均血压≥120/70mmHg。家庭血压监测（HBPM）的高血压诊断标准为：血压≥135/85mmHg，与诊室血压的140/90mmHg相对应。

诊室血压测量步骤

1.要求受试者安静休息至少5min后开始测量坐位上臂血压，上臂应置于心脏水平。推荐使用经过验证的上臂式医用电子血压计。

2.使用标准规格的袖带（气囊长22～26cm、宽12cm），肥胖者或臂围大者（＞32cm）应使用大规格气囊袖带。

3.首诊时应测量两侧上臂血压，以血压读数较高的一侧作为测量的上臂。测量血压时，应相隔1～2min重复测量，取2次读数的平均值记录。若SBP或DBP的2次读数相差5mmHg以上，则应再次测量，取3次读数的平均值记录。

4.对于老年人、糖尿病患者及出现体位性低血压情况的患者，应加测站立位血压。站立位血压在卧位改为站立位后1min和3min时测量。

5.在测量血压的同时，应测定脉率。

7.高血压治疗

高血压尚无根治方法。降压的根本目标是降低发生心、脑、肾及血管并发症和死亡的总风险。临床证据表明，收缩压下降10～20mmHg或舒张压下降5～6mmHg，患者3～5年内脑卒中、冠心病与心脑血管病死亡事件分别减少38%、16%与20%，心力衰竭事件减少50%以上，高危患者获益更为显著。

（1）治疗原则

1）治疗性生活方式干预：适用于所有高血压患者。

2）血压控制目标：启动药物治疗的高血压患者，应尽可能在3个月内达到降压目标。

①基本目标：血压较治疗前下降≥20/10mmHg，最好将血压降

至 140/90mmHg 以下。

②理想目标：高血压患者年龄＜65岁，其降压目标为血压＜130/80mmHg，但应高于120/70mmHg；患者年龄≥65岁，其降压目标为血压＜140/90mmHg，值得注意的是，应根据患者个体实际情况设定个体化的血压目标值。

3）多重心血管危险因素协同控制：各种心血管危险因素之间存在关联，大部分高血压患者合并其他心血管危险因素。降压治疗方案除了必须有效控制血压外，还应兼顾控制血糖、血脂、血尿酸和血同型半胱氨酸等多重危险因素。

（2）降压药物治疗

1）药物应用原则：降压药应从小剂量开始，优先选择长效制剂，联合用药及个体化治疗。根据患者的危险因素、靶器官损害及合并临床疾病的情况，选择单一用药或联合用药。

2）常用药物种类：常用降压药物分为五大类，即利尿剂、β受体拮抗剂、钙通道阻滞剂、血管紧张素转换酶抑制剂和血管紧张素Ⅱ受体阻滞剂。

3）药物治疗启动时机：①对于合并高血压介导器官损害（HMOD）、心血管疾病、慢性肾脏病（CKD）、糖尿病的1级高血压患者，确诊后应立即启动药物治疗；②对于低危、中危的1级高血压患者，行为生活方式干预3～6个月后血压仍未控制者，应启动药物治疗；③对于2级高血压患者，确诊后应立即启动药物治疗。

4）降压药物的选择：①基本原则：优选单片复方制剂，若无单片复方制剂或患者不能负担，可自由组合；若条件限制，则选用任何能降低血压的药物。②理想标准：对于低危的1级高血压、高龄

（≥80岁）或身体虚弱患者，可采用单药治疗。若不符合单药治疗条件，可按照下列步骤选择降压治疗方案。A.两种药物小剂量联合治疗（最大推荐剂量的1/2），优选血管紧张素转化酶抑制剂或血管紧张素Ⅱ受体阻滞剂+钙通道拮抗剂；B.两种药物全剂量联合治疗；C.三药联合治疗，优选血管紧张素转化酶抑制剂或血管紧张素Ⅱ受体阻滞剂+钙通道拮抗剂+利尿药；D.三药联合+螺内酯或其他降压药物。

5）继发性高血压的治疗：继发性高血压是指由某些确定的疾病或病因引起的血压升高，约占所有高血压的5%。对于某些继发性高血压的治疗主要是针对原发病的治疗，如嗜铬细胞瘤引起的高血压，肿瘤切除后血压可降至正常；肾血管性高血压可通过介入治疗扩张肾动脉等。因此，及早明确诊断能明显提高治愈率，阻止病情进展；对术后血压仍高者，还应选用适当的降压药物进行降压治疗。

（二）高血压健康指导

高血压是一种可防可控的疾病。生活方式的干预应贯穿于高血压患者治疗的始终。所有高血压患者，无论是否服用降压药，均可从生活方式干预中获益。

1.生活方式干预

生活方式干预可以降低血压、预防或延迟高血压的发生、降低心血管病风险。其包括提倡健康的生活方式，消除不利于身体和心理健康的行为和习惯。

（1）减少钠盐摄入，增加钾摄入：钠盐摄入可显著升高血压，是高血压的发病风险，适度减少钠盐摄入可有效降低血压。有研究显示，在25～69岁人群中，有近20%的心血管死亡可归因于高钠摄入引起的收缩压升高。我国居民的膳食中75.8%的钠来自家庭烹饪用盐，其次为高盐调味品。

1）减少钠盐摄入：为预防高血压和降低高血压患者的血压，钠的摄入量应减少至2400mg/d（即6g氯化钠）以下。所有高血压患者均应采取各种措施，限制钠盐摄入量。①减少烹调用盐及含钠高的调味品（包括味精、酱油）；②避免或减少含钠盐量较高的加工食品，如咸菜、火腿、各类炒货和腌制品；③建议在烹调时尽可能使用定量盐勺，以起到警示的作用。

2）增加钾摄入量：增加膳食中钾摄入量可降低血压。①增加富钾食物（新鲜蔬菜、水果和豆类）的摄入量；②肾功能良好者可选择低钠富钾替代盐。不建议服用钾补充剂（包括药物）来降低血压。肾功能不全者补钾前应咨询医生。

（2）合理膳食：合理膳食模式可降低人群高血压、心血管疾病的发生风险。建议高血压患者和有进展为高血压风险的正常血压者，饮食以水果、蔬菜、低脂奶制品、富含植物纤维的全谷物、植物来源的蛋白质为主，减少饱和脂肪酸和胆固醇的摄入。

得舒（dietary approaches to stophypertension，DASH）饮食富含新鲜蔬菜和水果、低脂（或脱脂）乳制品、禽肉、鱼、大豆和坚果，少糖、含糖饮料和红肉，其饱和脂肪酸和胆固醇水平低，富含钾、镁、钙等微量元素以及优质蛋白质和纤维素。采用DASH饮食能有效降低体重、BMI和脂肪量，有效降低冠心病和脑卒中的发生风险。

（3）控制体重：中国成年人超重和肥胖与高血压发病关系的随访研究结果发现，超重和肥胖与高血压患病率关联最显著。建议所有超重和肥胖患者减重。推荐将体重维持在健康范围内（BMI 18.5～23.9kg/m^2，男性腰围＜90cm，女性腰围＜85cm）。

减重计划应长期坚持，减重速度因人而异，不可急于求成。建议将目标定为一年内体重减少初始体重的5%～10%。控制体重，包括控制能量摄入、增加体力活动和行为干预。

①在膳食平衡的基础上，减少每日总热量摄入，控制高热量食物（高脂肪食物、含糖饮料和酒类等）的摄入，适当控制碳水化合物的摄入；②提倡进行规律的中等强度的有氧运动，减少久坐时间；③行为疗法，如建立节食意识、制定用餐计划、记录摄入食物种类和重量、计算热量等，对减轻体重有一定帮助；④对于综合生活方式干预减重效果不理想者，推荐使用药物治疗或手术治疗；⑤对特殊人群，如哺乳期妇女和老年人，应视具体情况采用个体化减重措施。

（4）戒烟：吸烟是一种不健康行为。吸烟是心血管病和癌症的主要危险因素之一，也是心血管病及死亡的独立危险因素。被动吸烟显著增加心血管疾病风险。

戒烟虽不能降低血压，但戒烟可降低心血管疾病与死亡风险。戒烟1年后，冠心病患者死亡及再发心脏事件的风险即可下降50%，心肌梗死患者死亡率可降低70%以上；戒烟15年后，冠心病和心力衰竭患者的死亡风险与从不吸烟者相似。戒烟的益处十分肯定。

（5）限制饮酒：过量饮酒显著增加高血压的发病风险，且其风险随着饮酒量的增加而增加，限制饮酒可使血压降低。限制饮酒与血压下降显著相关，酒精摄入量平均减少67%，SBP下降

3.31mmHg，DBP下降2.04mmHg。

建议高血压患者不饮酒。如饮酒，则应少量并选择低度酒，避免饮用高度烈性酒。每日酒精摄入量不超过15g。

（6）增加运动：运动可以改善血压水平。高血压患者定期锻炼可降低心血管死亡和全因死亡风险。因此，建议非高血压人群（为降低高血压发生风险）或高血压患者（为了降低血压），除日常生活活动外，每周5d，每次进行累计30～60min的中等强度运动（如步行、慢跑、骑自行车、游泳等）。

运动可采取有氧、阻抗和伸展等形式。以有氧运动为主，无氧运动作为补充。运动强度因人而异，常用运动时最大心率来评估运动强度，中等强度运动为能达到最大心率的60%～70%的运动。

$$最大心率（次/min）=220-年龄$$

注意：高危患者运动前需进行评估。

（7）减轻精神压力，保持心理平衡：精神紧张可激活交感神经活性，从而使血压升高。精神压力增加的主要原因包括过度的工作和生活压力以及病态心理，包括抑郁症、焦虑症、A型性格、社会孤立和缺乏社会支持等。多个研究显示，精神紧张者发生高血压的风险是正常人群的1.18～1.55倍。必要情况下，建议到专业医疗机构就诊，避免精神压力导致血压波动。

2.降压药物用药指导

给予患者充分的用药指导，包括降压药的基本原理、用法用量及最主要的注意事项（见表2-2-3）。

表2-2-3　各类常用降压药物用药指导

药物	用药指导内容
利尿剂	①服用这类药物会使您排尿更加频繁，推荐您在一天中相对较早的时间服用本药，以减少夜尿次数。②服用本类药物时，当您从坐位、卧位变为站立位时可能会感到头晕。早上起床时，动作宜缓慢，可先让双腿在床边悬空几分钟后再起身。③服用这类药物时，可能需要补充钾制剂。④如果您患有糖尿病，开始服用此药时，血糖的监测需要更频繁，因为这种药物对血糖有影响。⑤如果您患有痛风，请不要服用此类药物，该药可能会诱发痛风发作
RAS 抑制剂（ACEI、ARB 或直接肾素抑制剂）	①请您在怀孕或备孕期间，不要服用这种药物。②如发现漏服，请尽快补服。如果记起时间已经接近下一次服药时间，可跳过一次无需补服，在下一次服药时按原剂量服药即可。③请您在服药期间监测血钾水平，医生会告诉您是否需要服用钾补充剂。④当您出现以下症状时（荨麻疹，呼吸困难，面部、嘴唇、舌头或咽喉肿胀），请立即就医。⑤如果您在服用 ACEI 类药物期间出现干咳，请及时告知医生或药师，可能有其他可替代的有效治疗药物
钙通道阻滞剂	①请您在服药期间，避免饮用葡萄柚汁；②请您在服药时不要饮酒，因为酒精可能会影响药物的疗效，并且增加药物的不良反应；③钙通道阻滞剂引起的头痛，可能会在服药几天后逐渐缓解；④钙通道阻滞剂可能会与其他药物或疾病发生相互作用，所以请务必确保您的医师和药师知道您正在服用的其他药物；⑤在就医前，请不要随意停用本类药物
β 受体拮抗剂	①请您每天固定时间服药；②请您不要突然停药，可能会导致心率增快；③如果服药后感到呼吸困难，请立即就医；④使用本药可能会影响驾驶或操纵机器的能力，尤其是初始服药、增加剂量以及与酒精同服时更应注意

续表

药物	用药指导内容
α₁受体阻滞剂	①您坐位、卧位以及立位的血压都应该测量。②该药物可能会导致头晕乏力，尤其在您由卧位或坐位改为立位时。这种症状在服药初期或剂量增加时更易出现。因此，由卧位或坐位站起来时，宜动作缓慢，扶着床栏杆或椅子，直到感觉双脚能在地面平稳站立再松手。③如果您睡前服用该药，夜间上厕所起床时应小心、缓慢，防止跌倒。④在初始用药或剂量增加时，请避免从事驾驶或有危险性的工作。⑤服药期间谨慎饮酒。如果在就寝前饮酒可能会加重头晕，并增加夜尿次数
α₂受体激动剂（可乐定）	①请勿突然停药，可能会导致血压骤然升高；②服用该药期间您可能会感到头晕、疲倦、口干，如果这些不良反应给您带来困扰，请告知医生或药师，可考虑换用其他药物；③可乐定贴剂应每7d更换1次，并贴于毛发少的皮肤，如上臂外侧或胸部

注：RAS：肾素－血管紧张素系统；

ACEI：血管紧张素转化酶抑制剂；

ARB：血管紧张素Ⅱ受体拮抗剂

利尿剂代表药物：呋塞米、托拉塞米、氢氯噻嗪、螺内酯等；

RAS抑制剂代表药物：卡托普利、依那普利、雷米普利、培哚普利、氯沙坦、缬沙坦、厄贝沙坦、替米沙坦等；

钙通道阻滞剂代表药物：硝苯地平（控释剂）、尼卡地平、非洛地平（缓释片）、氨氯地平、拉西地平、维拉帕米、地尔硫䓬等；

β受体拮抗剂代表药物：美托洛尔（缓释片）、比索洛尔、普萘洛尔、卡维地洛等；

α₁受体阻滞剂代表药物：哌唑嗪、特拉唑嗪等；

α₂受体激动剂代表药物：可乐定等。

四、糖尿病健康促进

（一）概述

1.糖尿病的定义

糖尿病（diabetes mellitus，DM）是不同原因引起胰岛素分泌缺陷和（或）胰岛素作用缺陷导致糖、蛋白质、脂肪代谢异常，以慢性高血糖为突出表现的疾病。临床表现为多尿、多饮、多食、消瘦，可并发眼、肾、神经、心脏、血管等组织的慢性损伤，病情严重时可发生急性代谢紊乱，如酮症酸中毒等。

2.糖尿病的危害

我国糖尿病患者人数已居全球第一。糖尿病可引起严重的并发症，包括急性并发症，如糖尿病酮症酸中毒、高渗性高血糖状态等；慢性并发症，如糖尿病肾脏病变、糖尿病神经病变、糖尿病眼部病变、糖尿病心脑血管及下肢血管病变。糖尿病的并发症是导致糖尿病患者死亡、残疾及医疗费用增加的原因，尤其是慢性并发症。

3.我国糖尿病流行的影响因素

（1）城市化：随着经济的发展，中国的城市化进程明显加快。中国城镇人口占全国人口比例在2000年为36.09%，2008年为45.7%，2017年为58.5%，2023年达到了66.29%。

（2）老龄化：中国60岁以上老年人的占比逐年增加，2000年为10%，2008年为12%，2017年为17.3%，2023年增加到21.1%。最近研究显示，60岁以上的老年人群糖尿病患病率超过20%。

（3）超重和肥胖患病率增加：中国居民营养与慢性病状况报告（2020年）显示，中国居民超重率和肥胖率呈上升趋势，全国18岁及以上成年人超重率为34.3%，肥胖率为16.4%，比2015年分别上升了4.2%和4.5%。2010年的调查结果显示，BMI≥30kg/m^{2}者占比为5.7%；2015—2017年的调查结果显示，BMI≥30kg/m^{2}者占比为6.3%，平均腰围从80.7cm增加到83.2cm。

（4）2型糖尿病的遗传易感性：2型糖尿病的遗传易感性存在种

族差异。与高加索人相比，在调整性别、年龄和BMI后，亚裔人群糖尿病的患病风险增加60%。在发达国家及地区居住的华人，其糖尿病的患病率显著高于高加索人。

4.糖尿病的临床表现

糖尿病是一种慢性进展性疾病，除1型糖尿病起病较急外，2型糖尿病早期轻度血糖升高时常无临床自觉症状。血糖明显升高者可出现"三多一少"的典型症状，即多尿、多饮、多食和体重下降。有时也可表现为一些非典型症状，如反复感染（泌尿系感染、生殖道感染、皮下疖肿、肺结核等）或感染迁延不愈、伤口不易愈合、皮肤瘙痒、反应性低血糖、视物模糊等。

5.糖尿病的诊断和分型

（1）糖尿病诊断：糖尿病的诊断依据静脉血浆葡萄糖而不是毛细血管血糖测定结果（见表2-2-4和表2-2-5）。

表2-2-4　糖代谢状态分类

糖代谢状态	静脉血浆葡萄糖（mmol/L）	
	空腹血糖	糖负荷后2h血糖
正常血糖	< 6.1	< 7.8
空腹血糖受损	6.1 ～< 7.0	< 7.8
糖耐量异常	< 7.0	7.8 ～< 11.1
糖尿病	≥ 7.0	≥ 11.1

注：空腹血糖受损和糖耐量异常统称为糖调节受损，也称糖尿病前期；空腹血糖正常参考范围下限通常为 3.9mmol/L。

表2-2-5 糖尿病的诊断标准

诊断标准	静脉血浆葡萄糖或HbA1c水平
典型糖尿病症状加上随机血糖	≥ 11.1mmol/L
典型糖尿病症状或加上空腹血糖	≥ 7.0mmol/L
典型糖尿病症状或加上 OGTT 2h 血糖	≥ 11.1mmol/L
典型糖尿病症状或加上 HbA1c	≥ 6.5%
无糖尿病典型症状者，需改日复查确认（不包括随机血糖）	

注：OGTT：口服葡萄糖耐量试验；

HbA1c：糖化血红蛋白；

典型糖尿病症状：烦渴多饮、多尿、多食、不明原因体重下降；

随机血糖：指不考虑上次用餐时间，一天中任意时间的血糖，不能用来诊断空腹血糖受损或糖耐量异常；

空腹状态：指至少 8h 没有进食热量。

（2）糖尿病分型：采用世界卫生组织（WHO）（1999年）的糖尿病病因学分型体系，根据病因学证据将糖尿病分为4种类型，即1型糖尿病（T1DM）、2型糖尿病（T2DM）、特殊类型糖尿病和妊娠期糖尿病。

T1DM、T2DM和妊娠期糖尿病是临床常见类型。T1DM包括免疫介导型和特发性T1DM。特殊类型糖尿病包括胰岛 β 细胞功能缺陷性单基因糖尿病、胰岛素作用缺陷性单基因糖尿病、胰源性糖尿病、内分泌疾病所致糖尿病、药物或化学品所致的糖尿病、感染相关性糖尿病、不常见的免疫介导性糖尿病、其他与糖尿病相关的遗传综合征。

6.糖尿病的治疗

糖尿病治疗的近期目标是通过控制高血糖和代谢紊乱来消除糖

尿病症状和防止出现急性并发症；远期目标是通过良好的代谢控制达到预防慢性并发症、提高患者生活质量和延长寿命的目的（见表2-2-6）。

表2-2-6　中国2型糖尿病的综合控制目标

测量指标		目标值
毛细血管血糖 （mmol/L）	空腹	4.4 ～ 7.0
	非空腹	< 10.0
糖化血红蛋白（%）		< 7.0
血压（mmHg）		< 130/80
总胆固醇（mmol/L）		< 4.5
高密度脂蛋白胆固醇 （mmol/L）	男性	> 1.0
	女性	> 1.3
甘油三酯（mmol/L）		< 1.7
低密度脂蛋白胆固醇 （mmol/L）	未合并动脉粥样硬化性心血管疾病	< 2.6
	合并动脉粥样硬化性心血管疾病	< 1.8
体重指数（kg/m^2）		< 24.0

（二）糖尿病的健康指导

糖尿病综合治疗的五项原则包括糖尿病医学营养治疗、运动治疗、药物治疗、糖尿病的自我监测、糖尿病自我管理教育。

1.医学营养治疗指导

（1）糖尿病饮食治疗基本原则：合理控制总热量摄入；平衡膳食，各种营养物质摄入均衡；称重饮食，定时定量进餐；少量多餐，推荐每日3 ～ 6餐。

（2）营养治疗的目标：提供符合生理需要的均衡营养膳食，改善患者健康状况，增强机体抗病能力，提高生活质量。

三大营养素分别是碳水化合物、脂肪、蛋白质，是三大能量来源。膳食中碳水化合物所提供的能量应占总能量的45%～60%，富含碳水化合物的食物有谷物、薯类、水果、蔬菜。膳食中脂肪所提供的能量应占总能量的20%～30%，富含脂肪的食物包括各种动物油、植物油、坚果（如花生、核桃）等。肾功能正常的糖尿病患者，膳食中蛋白质所提供的能量应占总能量的15%～20%，保证优质蛋白占总蛋白的一半以上，富含蛋白质的食物有肉、鱼、蛋、奶、大豆、豆腐、豆浆等。

（3）有益健康的食物

1）粗粮：玉米、荞麦以及各种干豆类（如黄豆、赤豆、绿豆）等。

2）含糖量低的新鲜蔬菜：黄瓜、番茄、大白菜、油菜、莴笋、苦瓜、香菇等。

3）含优质动物蛋白的食物：瘦肉、鱼、鸭、蛋、奶等。

4）含糖量低的水果：胡柚、西瓜、草莓、樱桃等。

5）不宜多吃的食物：①含糖量高的食物，如糖果、甜品、冰激凌、蜜枣、荔枝干等；②含糖量高的水果，如香蕉、荔枝、石榴、鲜枣、甜瓜等；③脂肪含量高的食物，如猪油、牛油、羊油，以及油炸类食品（如炸鸡、炸肉串）等；④胆固醇含量高的食物，如动物内脏、蛋黄、鱼子等；⑤加工类肉食品，如肉干、肉松、香肠、午餐肉等；⑥方便类食品，如方便面和膨化食品等；⑦其他，如熏、腌、泡制的肉类及蔬菜，汽水、可乐类饮料。

（4）水果食用方法：在血糖控制比较理想的情况下，可适量吃水果，选择在两餐之间食用，选择含糖量低的瓜果，如胡柚、西瓜、苹果、梨、橘子、桃、草莓等，值得注意的是，需从每天摄入的食物疾病风险总能量中扣除水果提供的能量。

（5）戒烟限酒

1）吸烟的害处：加重糖尿病并发症，损害人体免疫功能。

2）饮酒的注意事项：避免空腹饮酒和醉酒，饮酒可能诱发低血糖（后附低血糖的识别与应急处理）；少量饮酒，每周饮酒不超过2次；一天饮酒的酒精量不超过15g。

（6）其他饮食注意事项：糖尿病患者发生感冒、发烧、消化不良等情况时应该注意少食多餐、饮食清淡；适当吃一些软食或流质，如粥、汤面、麦片、牛奶等食物；多饮水；适当休息，暂时停止运动。

低血糖的识别和应急处理

（1）分级：糖尿病患者在治疗过程中可能会发生血糖过低的现象。低血糖可能导致患者不适甚至危及患者生命，也是糖尿病患者血糖达标的主要障碍，应引起特别注意。对于接受药物治疗的糖尿病患者，只要血糖＜3.9mmol/L就属于低血糖，低血糖分级见表2-2-7。

表2-2-7　低血糖分级

低血糖分级	临床表现
1级低血糖	血糖＜3.9mmol/L 且≥3.0mmol/L
2级低血糖	血糖＜3.0mmol/L
3级低血糖	需要他人帮助治疗的严重事件，伴有意识和（或）躯体改变，但没有特定血糖界限

（2）临床表现：低血糖的临床表现与血糖水平、血糖的下降速度有关，可表现为交感神经兴奋（如心悸、焦虑、出汗、头晕、手抖、饥饿感等）和中枢神经症状（如神志改变、认知障碍、抽搐和

昏迷）。老年患者发生低血糖时，常表现为行为异常或其他非典型症状；有些患者发生低血糖时，可无明显的临床症状，称为无症状性低血糖，也称为无感知性低血糖或无意识性低血糖；有些患者屡发低血糖后，可表现为无先兆症状的低血糖昏迷。

（3）危害：低血糖若不及时处理，将危及患者生命。低血糖可造成脑细胞损害，如低血糖昏迷6h以上，脑细胞会受到严重、不可逆损害，可导致痴呆甚至死亡。低血糖会影响心脏功能，患者可出现心律失常，由于交感神经兴奋、心肌耗氧量增加，亦可出现心绞痛甚至心肌梗死。

（4）应急处理：糖尿病患者血糖＜3.9mmol/L时，即需要补充葡萄糖或含糖食物。严重的低血糖需要根据患者的意识和血糖水平给予相应的治疗和监护（见图2-2-1）。

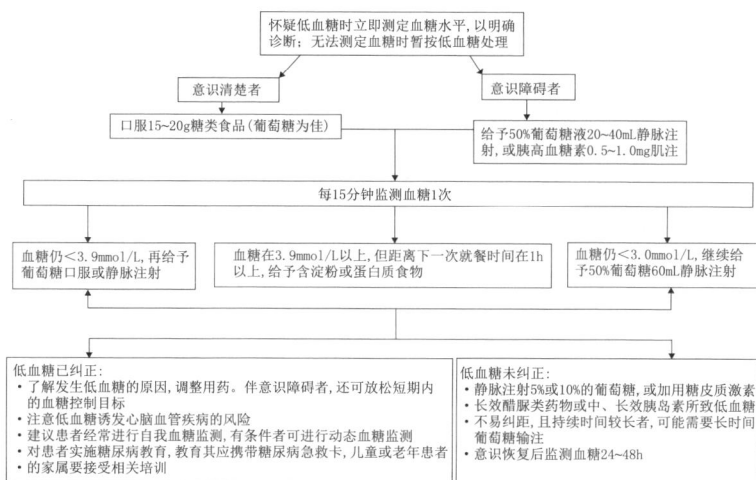

图2-2-1 低血糖的处理流程

2.运动治疗指导

运动治疗宜在相关专业人员指导下进行，运动前进行必要的健康评测和运动能力评估，有助于保证运动治疗的安全性和科学性。

（1）运动强度：糖尿病患者应选择中等强度的有氧运动，最大运动强度的50%～70%。通常用心率来衡量运动强度，应保持心率（次/min）=（220–年龄）×（50%～70%）。中等强度的体育运动包括健步走、太极拳、骑车、乒乓球、羽毛球和高尔夫球等。

较高强度的体育运动包括快节奏舞蹈、有氧健身操、游泳、骑车上坡、足球、篮球等。运动强度还可根据自身感觉来判断，即运动时有点费力、周身发热、出汗、心跳和呼吸加快但不急促，不会大汗淋漓或气喘吁吁，能说话但不能唱歌。

（2）运动量：每周至少进行150min（如每周运动5d、每次30min）中等强度的有氧运动，即使1次进行短时的体育运动（如10min），每天累计30min，也是有益的。如无禁忌证，每周最好进行2～3次抗阻运动（如仰卧起坐、举哑铃、深蹲等），两次锻炼间隔时间≥48h，以锻炼肌肉力量和耐力。锻炼部位应包括上肢、下肢、躯干等主要肌肉群，训练强度宜中等。联合进行抗阻运动和有氧运动可获得更大程度的代谢改善。

（3）运动注意事项：①应从吃第一口饭算起，在饭后1小时左右开始运动，此时血糖较高，不易发生低血糖；运动持续30～60min，包括运动前做准备活动的时间和运动后做恢复整理运动的时间。②不要突然停止运动，当运动即将结束时，再做

5～10min的恢复整理运动，使心率逐渐降低至运动前水平。③在每次运动结束后应仔细检查足部是否有红肿、青紫、水疱、血疱、感染等，如有发生及时请专业人员协助处理。④在运动过程中，若出现乏力、头昏、心慌、胸闷、憋气、出虚汗、腿痛等不适，应立即停止运动，原地休息。若休息后仍不能缓解，则应及时到医院就诊。⑤活动量大或剧烈活动时，应调整食物及药物，以免发生低血糖；若自备血糖仪，最好在运动前后各监测一次血糖，以掌握血糖的变化规律；同时，应随身携带糖果，以便出现低血糖时能及时纠正低血糖症状。⑥年老体弱患者宜选择低强度的运动，如购物、散步、做操、太极拳、气功等。⑦注射胰岛素的患者，应该在运动前将胰岛素注射在腹部或臀部，不要注射在上臂或大腿，因为肢体活动可使注射在该部位的胰岛素吸收加快，作用加强，易发生低血糖。

3.药物治疗指导

（1）口服降糖药物用药指导（见表2-2-8）：口服降糖药适用于2型糖尿病经饮食、运动治疗后，血糖控制仍不满意者。

表2-2-8 口服降糖药物用药指导

分类	代表药物	作用机制	适应证	不良反应	注意事项
磺脲类（胰岛素促泌剂）	格列本脲（优降糖、消渴丸）、格列吡嗪（美吡达、格列吡嗪控释片）、格列齐特（达美康、格列齐特缓释片）、格列美脲（亚莫利）	通过刺激胰岛β细胞分泌胰岛素，增加体内胰岛素水平，发挥降糖作用	适用于2型糖尿病，特别是非肥胖型血糖升高者，需有一定的胰岛残存功能（30%以上）	①低血糖最常见，特别是老年和肝肾功能不全患者；②中等程度的体重增加；③少数患者有恶心、上腹部不适等消化道反应；④少数患者会发生皮肤瘙痒、皮疹、荨麻疹等过敏反应	①服药后半小时起效，用餐前半小时服用；②控释、缓释剂型宜用餐时服用；③做好血糖监测，预防低血糖
格列奈类（胰岛素促泌剂）	瑞格列奈（诺和龙、孚来迪）、那格列奈（唐力）	模拟胰岛素生理性分泌	作用快而短，主要用于控制餐后血糖。适用于2型糖尿病，特别是非肥胖、餐后血糖升高者，需有一定残存的胰岛功能（30%以上）	①较磺脲类低血糖发生频率低、程度轻；②少数患者有轻微恶心、腹痛、腹泻/便秘等消化道反应；③少数患者会发生皮肤瘙痒、发红、荨麻疹等过敏反应	进餐时服药，不进餐不服药

续表

分类	代表药物	作用机制	适应证	不良反应	注意事项
双胍类	二甲双胍（格华止）	①抑制肝糖异生，主要降低空腹血糖；②改善肝外周组织对胰岛素的敏感性，增加葡萄糖摄取，降低餐后血糖；③抑制脂肪分解，降低游离脂肪酸水平，减少对β细胞的脂毒性；④延缓肠道对葡萄糖的吸收	降糖效果确切，心血管获益多，是糖尿病患者（无年龄限制）首选且可长期应用（除外肾功能不全）的一线降糖药	①50%的患者会出现厌食、恶心、呕吐、腹胀、腹泻等消化道反应；②缺氧、心肺及肝肾功能不全患者易发生乳酸性酸中毒	餐时或餐后即刻服用
α-糖苷酶抑制剂	阿卡波糖（拜糖平、卡博平）、伏格列波糖（倍欣）	延缓肠道对碳水化合物的吸收，降低餐后血糖	适用于以碳水化合物为主要能量来源的中国糖尿病患者的餐后血糖的管理；1型糖尿病患者在胰岛素治疗的基础上，可使用α-糖苷酶抑制剂	消化道反应：腹胀，排气增多，偶有腹泻、腹痛。胃肠道疾病患者慎用	①与第一口主食同服（或嚼服）；②出现低血糖时需直接使用葡萄糖或蔗糖，食用蔗糖或淀粉类食物纠正低血糖的效果较差

续表

分类	代表药物	作用机制	适应证	不良反应	注意事项
噻唑烷二酮类（胰岛素增敏剂）	罗格列酮（文迪亚）、吡格列酮（艾可拓、卡司平）	促进胰岛素介导的葡萄糖利用，改善胰岛素抵抗，降低血糖	适用于新诊断、以胰岛素抵抗为主要特征的糖尿病患者	①体重增加、水钠潴留，加重胃肠减松、增加心衰的发生风险，心功能不全患者禁用；②单独使用时不导致低血糖，但与促泌剂或胰岛素合用可增加低血糖的发生风险	①空腹或进餐时服用；②注意监测肝功能
二肽基酶Ⅳ（DPP-4）抑制剂	西格列汀（捷诺维）、维格列汀（佳维乐）、沙格列汀（安立泽）、利格列汀（欧唐宁）、阿格列汀（尼欣那）	通过抑制DPP-4的活性，提高内源性糖素样多肽（GLP-1）水平，促进内源性胰岛素分泌，抑制胰高血糖素分泌，降低血糖	适用于在饮食和运动基础上改善2型糖尿病患者的血糖控制水平	①转氨酶升高；②上呼吸道感染；③鼻咽炎；④超敏反应，包括过敏反应、血管性水肿和剥脱性皮肤损害等；⑤中重度肾功能不全患者慎用	服药时间不受进餐影响，可与或不与食物同服

续表

分类	代表药物	作用机制	适应证	不良反应	注意事项
钠-葡萄糖协同转运蛋白2（SGLT-2）抑制剂	达格列净、恩格列净、卡格列净	通过抑制肾脏近曲小管SGLT-2重吸收葡萄糖的功能，增加尿液中葡萄糖排出，达到降低血糖的作用	适用于具有心血管高危风险的糖尿病患者，有减重、减少内脏脂肪作用，合并心衰和糖尿病肾病的患者获益更多	①生殖、泌尿道感染为常见不良反应；②低血压、脱水；③重度肾损害、终末期需要透析的患者禁用	①每日晨服，不受进食限制；②治疗期间应监测血压

（2）注射降糖药物使用指导

1）不同制剂胰岛素使用指导（见表2-2-9）（后附胰岛素注射技术指导）。

表2-2-9 不同制剂胰岛素使用指导

胰岛素制剂	注射要求	不良反应
门冬胰岛素	餐前0～10min皮下注射，不可静脉注射	①低血糖；②增加体重；③水肿；④过敏反应；⑤皮下脂肪营养不良，局部脂肪萎缩或增生
赖脯胰岛素	餐前0～15min皮下注射，不可静脉注射	
胰岛素注射液 短效人胰岛素（RI）	餐前15～30min皮下注射，可静脉注射	
中效人胰岛素（NPH）	一般睡前（不早于22：00）皮下注射，不可静脉注射，用前摇匀	
甘精胰岛素U300 重组甘精胰岛素 地特胰岛素 德谷胰岛素	早晨或睡前皮下注射，固定时间，每日1次，不可静脉注射	
预混人胰岛素（30R、70/30） 预混人胰岛素50R	餐前15～30min皮下注射，不可静脉注射，用前摇匀	
门冬胰岛素30 门冬胰岛素50	餐前0～10min皮下注射，不可静脉注射，用前摇匀	
精蛋白锌重组赖脯胰岛素混合注射液（25R） 精蛋白锌重组赖脯胰岛素混合注射液（50R）	餐前0～15min皮下注射，不可静脉注射，用前摇匀	
德谷门冬双胰岛素注射液70/30	随主餐每日1～2次皮下注射，不可静脉注射	

2）肠促胰岛素类注射制剂使用指导（见表2-2-10）。

表2-2-10 肠促胰岛素类注射制剂使用指导

分类	代表药物	作用机制	适应证	不良反应	注意事项
胰高糖素样肽-1（GLP-1）受体激动剂	利拉鲁肽（诺和力、利鲁平）、利司那肽、度拉糖肽、司美格鲁肽、洛塞那肽	通过激活体内GLP-1受体发挥降糖效应，以葡萄糖浓度依赖的方式增强胰岛素分泌、抑制胰高血糖素分泌，并能延缓胃排空，通过抑制食欲中枢减少进食量	降血糖、降体重、降血压和降血脂作用显著，更适用于胰岛素抵抗、腹型肥胖的老年糖尿病患者	恶心、呕吐、厌食、腹泻等胃肠道不良反应较明显，存在胃肠功能紊乱、较为瘦弱、有胰腺炎病史者慎用，且需警惕诱发或加重老年糖尿病患者营养不良、肌少症及衰弱的风险	均需皮下注射。利拉鲁肽、利司那肽每日任意时间注射1次；司美格鲁肽、度拉糖肽、洛塞那肽每周同一天任意时间注射1次

胰岛素注射技术指导

1.胰岛素注射技术

（1）注射部位的选择：①腹部，避开以肚脐为中心2.5cm内，以及身体两侧皮下脂肪层薄的部位；②大腿前面和外侧面，勿选择膝盖附近；③上臂外侧皮下脂肪丰富的部位；④臀部外上方。

（2）注射部位的轮换：①同一注射部位内的轮换。将注射部位分为四个等分区域（大腿或臀部可分为两个等分区域），每周使用一个等分区域并始终按顺时针方向进行轮换（见图2-2-2）；②不同注射部位的轮换，如腹部→大腿→上臂→臀部。

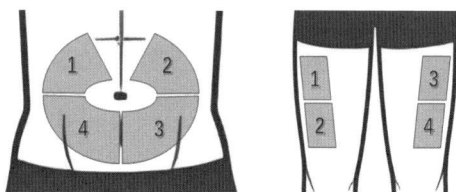

图 2-2-2　同一注射部位的轮换

（3）注意事项：①在任何一个等分区域内注射时，每次的注射点都应间隔至少1cm，以避免重复的组织损伤；②上臂和臀部建议由他人注射；③避免在有瘢痕或硬结、皮下脂肪萎缩的部位注射；④每次注射前用酒精消毒注射部位，待干后方可注射，每次注射均应使用新的胰岛素针头；⑤预混及中效胰岛素每次注射前必须充分摇匀。

2.胰岛素的储存

（1）未开始使用的胰岛素应放在2～8℃的冰箱冷藏，远离冷冻格，切忌冰冻，冰冻后的胰岛素不可使用。

（2）胰岛素开始使用后放在室温下（不超过25℃）避光可保存4、6、8周不等（具体以胰岛素说明书为准）；当室温高于25℃时，应放在2～8℃冰箱内保存，使用时提前半小时取出复温。

（3）外出旅游时携带胰岛素应避免过冷、过热、阳光直射及反复振荡，最好能随身携带一个保温袋。乘坐飞机或火车时需随身携带，不可托运。

3.胰岛素针头的处理

（1）用过的针头一定要卸下，否则可能增加生物污染的可能性，同时在温度变化时可能有药液流出或进入空气，造成胰岛素浓度的改变，使注射剂量不准，也可能因漏液而出现药液堵塞针头的情况，严重影响治疗效果。

（2）胰岛素针头上有一层特殊的涂层，可以在注射过程中起到润滑的作用，但是用过一次之后，涂层会有损坏，再次使用会引起各种问题，如注射部位感到疼痛，被刮坏的涂层缝隙中生长细菌引起感染，涂层被破坏的针头容易折断。针头损坏的后果包括组织微创伤，针尖部分或全部留在体内、皮下脂肪增生或皮下硬结的发生率增高、疼痛。因此为了确保注射安全，严禁重复使用胰岛素针头。

（3）使用过的胰岛素针头应丢弃在专门盛放尖锐物的容器中，送回医院，由医院统一处理。

4.糖尿病患者的自我监测

（1）自我监测的目的：有效监测治疗效果；及时调整治疗方案；坚持监测，控制血糖长期达标；预防或延缓并发症的发生、发展。

（2）自我监测的内容及各项指标复查时间：①血糖未达标者，每周复诊一次；血糖达标者，每2周复诊一次。②糖化血红蛋白，每3～6个月复查一次。③糖尿病无合并高血压者每月检查一次血压；糖尿病合并高血压者每天早晚测量血压，待血压控制平稳后，可每周测量1次血压。④腰围和体重，每月监测1次。⑤血脂，每年至少查1次，用调脂药物治疗者，需要增加检测次数。⑥肾功能、尿蛋白，每次随诊时查尿常规，每年检测尿微量白蛋白、血清肌酐浓度。⑦眼底，每年检查1次。

（3）不同监测时间点血糖的意义（见表2-2-11）。

表2-2-11　各血糖监测时间点和意义

监测项目	定义	监测目的	主要监测对象
空腹血糖（FPG）	隔夜空腹（8～10h未进任何食物，除饮水）早餐前血糖值	了解机体基础胰岛素分泌情况；了解前一天晚间用药量是否合适	常规监测
餐前血糖（PPG）	三餐前采血所测的血糖值	指导药物剂量的调整	血糖水平很高者、有低血糖风险者
餐后2h血糖（2hPG）	从吃第一口饭开始计时，到2h采血所测的血糖值	反映增加糖负荷后机体追加分泌的胰岛素水平，用以指导药物剂量调整	空腹血糖控制良好，但HbA1c仍未达标者；了解饮食和运动对血糖的影响
睡前血糖	一般在22:00左右采血所测的血糖值	用于防止夜间低血糖，指导加餐	注射胰岛素，特别是晚餐前注射胰岛素者
夜间血糖	在凌晨2:00～3:00采血所测的血糖值	判断早晨空腹高血糖产生的原因（苏木杰现象和黎明现象），指导夜间用药	胰岛素治疗已接近治疗目标而空腹血糖仍高者；疑有夜间低血糖者
随机血糖	一天中任意时间所测的血糖值，与进餐时间无关	了解任意时间点的血糖水平	低血糖症状时、剧烈运动前后、入院时等
糖化血红蛋白	血液中红细胞内的血红蛋白与血糖结合的产物，反映近2～3个月的平均血糖水平	用以评价糖尿病的控制程度、筛检糖尿病、预测血管并发症及应激性高血糖的鉴别等	常规监测

（4）血糖监测的注意事项：①更换一筒新的试纸要根据不同的血糖仪调整代码或者插入新的密码牌，注意血糖试纸的有效期；②测血糖前要用温水洗手，用酒精消毒采血的手指，等到酒精完全挥发后采血；③采血首选无名指指腹两侧；④采血时不能用力挤压手指；⑤血样要足够，以吸满试纸的测试窗为标准；⑥采血针一次性使用，必须每次更换，用过的采血针头应丢弃在专门盛放尖锐物的容器中。

五、心房颤动健康促进

（一）概述

1.心房颤动的定义

心房颤动（atrial fibrillation，AF）是一种室上性快速性心律失常，伴有不协调的心房电激动和无效的心房收缩。心房颤动的心电图特征包括不规则的RR间期（当房室传导功能未受损时）、没有明确重复的P波和不规则的心房激动。心房因无序电活动而失去有效收缩，且房室结对快速心房激动呈现递减传导，造成极不规则的心室律以及快速或缓慢的心室率，导致心脏泵血功能下降，心房内附壁血栓形成。

2.心房颤动的危害

（1）脑卒中及血栓栓塞：心房颤动增加缺血性卒中、体循环动脉栓塞的发生风险，两者的年发生率分别为1.92%和0.24%。

心房颤动患者缺血性卒中的发生风险是非心房颤动患者的4～5倍，有近20%的致死率和近60%的致残率。心房颤动相关缺血性卒中早期复发风险、出血风险均增加。发生缺血性卒中的心房颤动患者急性肾损伤、出血、感染及重度残疾的发生率也较高。接受新型口服抗凝药（NOACs）治疗的心房颤动患者缺血性卒中的年发病率为1%～2%。

体循环栓塞常见部位依次为下肢、肠系膜及内脏、上肢，60%左右的患者需要介入或外科手术干预，事件发生30d内致残率为20%，致死率为25%。

（2）心力衰竭（简称心衰）：心衰和心房颤动常同时存在，并形成恶性循环，两者有相同的危险因素如高血压、糖尿病及心脏瓣膜病等。

阵发性心房颤动、持续性心房颤动和永久性心房颤动引起的心衰发生率分别为33%、44%和56%。心房颤动致射血分数降低的心衰（HFrEF）或射血分数保留的心衰（HFpEF）的发病率增加2倍。

心房颤动的发生率与纽约心脏协会（NYHA）心功能分级相关，Ⅰ级的心衰患者心房颤动发生率＜10%，而Ⅳ级患者中为55%。不仅如此，严重的心衰也会加快心房颤动的心室率。

（3）心肌梗死：心房颤动患者发生心肌梗死的风险增加2倍，其心肌梗死的年发病率为0.4%～2.5%。其中，稳定型心绞痛、心脏瓣膜病、心衰、冠状动脉介入治疗后的患者心肌梗死的发生率更高。

（4）认知功能下降、痴呆：心房颤动增加认知功能下降、痴呆、阿尔茨海默病、血管性痴呆的发生风险，即使对于没有发生脑卒中的患者，心房颤动同样可以导致认知功能下降和海马体萎缩，其对认知的影响主要表现为患者学习能力、记忆力、执行力和注意力下降等。

（5）肾功能损伤：肾功能不全是发生心房颤动的危险因素。同时，心房颤动患者肾功能不全的发生风险也增加。有15%～20%慢性肾功能不全的患者合并心房颤动，其与死亡率增加相关。有

40%～50%的心房颤动患者合并慢性肾功能不全，且肾功能随时间推移逐渐恶化。

（6）生活质量及功能状况：超过60%的心房颤动患者生活质量、运动耐量明显下降，17%的患者可出现致残症状。其中，女性、低龄及有合并症人群生活质量降低更加显著。心房颤动负荷也可能影响生活质量，心理功能在预测症状及生活质量中显示出一致性。心房颤动患者更容易出现焦虑障碍、抑郁症状更重，其中，具有抑郁性人格（D型）的患者生活质量更差。

3.心房颤动的常见病因

（1）心血管疾病：风湿性心脏病、高血压、冠状动脉粥样硬化性心脏病、慢性肺源性心脏病、心肌病、感染性心内膜炎等是心房颤动的常见病因。

（2）其他疾病：如甲状腺功能亢进（简称甲亢）、慢性肾病、糖尿病等可导致心房颤动的发生。

（3）其他诱发因素：如情绪激动、饮酒、运动等可诱发心房颤动。

4.心房颤动的症状和体征

（1）症状：心房颤动出现症状的原因包括心室率过快、心律不齐、心功能[舒张功能和（或）收缩功能]下降。心房颤动合并心室停搏、脑梗死、外周血管栓塞等，以及合并器质性疾病是导致心房颤动患者症状加重的重要原因。①心房颤动常见的症状包括心悸、乏力、胸闷、运动耐量下降、活动后气促。②心房颤动引起的心室停搏可致患者脑供血不足而发生黑矇、晕厥。心室停搏≥3s可引起黑矇或晕厥，持续性心房颤动伴心室停搏多在夜间发生，与迷走神经张力改变或使用抑制房室传导的药物有关，如清醒状态出现多次持续3s以上的心室停搏，可能与房室传导阻滞有关，可伴有较明显的症状，如果持续性心房颤动患者出现5s以上的长间歇，则应进行起搏治疗。③心房颤动并发左心房附壁血栓可引起动脉栓塞。其中，以脑栓塞最为常见，也是致残、致死的重要原因。当患者出现头晕、头痛、语言及肢体活动障碍等神经系统症状时，要高度怀疑脑栓塞；突发腹痛要排除肠系膜动脉栓塞的可能；出现下肢疼痛、间歇性跛行则要考虑下肢动脉栓塞。

（2）体征：心房颤动患者的体征包括脉律不齐、脉搏短绌、颈动脉搏动不规则、第一心音强弱不等、节律绝对不规整等。

5.心房颤动的诊断

心房颤动的诊断需要依据心电图典型的心房颤动表现。根据公认的惯例，持续至少30s的发作才能诊断为临床心房颤动。心电图表现为标准12导联心电图记录≥30s，或单导联心电图示心房颤动心律，无明显重复的P波和R-R间期不规则（房室传导未受损时）可诊断为临床心房颤动，具体诊断性检查如下。

（1）心电图：心房颤动时，心电图为P波消失，代之以f波（心房颤动波），R-R间期绝对不规则。f波的大小与心房颤动类型、持续时间、病因、左心房大小等有关。

（2）动态心电图：动态心电图有助于发现短阵心房颤动及无症状性心房颤动，并可评估心房颤动的负荷。对于短暂性脑缺血发作（TIA）或缺血性卒中患者，应至少进行72h连续的动态心电图监测。

（3）心电事件监测：心电事件监测仪器有心脏起搏器、植入型心律转复除颤器（ICD）及心电事件记录仪等，具有心房感知功能的起搏器或ICD可行持续的心房节律监测，能检出患者的心房高频事件（AHRE）、心房颤动负荷和无症状性心房颤动等。

（4）心脏电生理检查：当心房颤动是由房室结内折返性心动过速、旁路相关的房室折返或房性早搏（房早）诱发时，心脏电生理检查有助于明确上述诱因。有预激波的心房颤动患者应行心脏电生理检查，并行旁路消融治疗。心房颤动合并宽QRS波快心室率时，可被误诊为室性心动过速（室速），行心脏电生理检查有助于鉴别。

（5）新型监测手段：带有心电监测功能的智能手机、手表、血压计可用于识别无症状性心房颤动。

6.心房颤动的治疗

（1）药物治疗

1）控制节律

①胺碘酮：胺碘酮是Ⅲ类抗心律失常药物，用于合并器质性心脏病、缺血性心脏病和心衰的患者。起效时间慢，转复成功率为35%～90%，用药后24h复查肝功能。

不良反应：窦性心动过缓、静脉炎、甲亢、肺纤维化等。

②普罗帕酮：普罗帕酮是Ⅰc类抗心律失常药物，对新近发生房颤转复有效，对持续性房颤、心房扑动效果较差。起效较快、转复成功率为41%～91%。

不良反应：低血压、转复后心动过缓等。

2）控制心室率

① β受体阻滞剂：β受体阻滞剂可拮抗心脏起搏点电位的肾上腺素受体兴奋作用，故可用于治疗心律失常，控制心室率。临床常用的β受体阻滞剂包括艾司洛尔、普萘洛尔、美托洛尔。

不良反应：心率减慢、心脏传导阻滞、血压降低、心衰加重、外周血管痉挛导致的四肢冰冷或脉搏不能触及、雷诺现象、疲乏和眩晕、抑郁、头痛、多梦、失眠、幻觉、恶心、胃痛、便秘、腹痛、气急、关节痛、瘙痒、腹膜后腔纤维变性、耳聋、眼痛等。

②洋地黄类：洋地黄类可用于控制快速心室率的心房颤动、心房扑动患者的心室率。代表药物如地高辛等。

不良反应：常见出现新的心律失常、胃纳不佳或恶心、呕吐（刺激延髓中枢）、下腹痛、异常的无力软弱（电解质失调）；少见视力模糊或"黄绿视"（中毒症状）、腹泻（电解质平衡失调）、中枢神经系统反应如精神抑郁或错乱；罕见嗜睡、头痛、皮疹、荨麻疹（过敏反应）。洋地黄中毒表现中以心律失常最为严重，最常见者为室性早搏，约占心脏反应的33%；其次为房室传导阻滞、阵发性或非阵发性交界性心动过速、阵发性房性心动过速伴房室传导阻滞、室性心动过速、窦性停搏、心室颤动等。

③钙通道阻滞剂：维拉帕米与地尔硫䓬均直接作用于房室结，阻滞L型钙离子通道，用于控制急慢性心房颤动的心室率。维拉帕米和地尔硫䓬可降低静息及活动后快心室率反应，增加患者运动耐量，适用于左室收缩功能保留的心衰患者。此外，该类药物不用于伴预激综合征的心房颤动患者，因其可能缩短旁路不应期而诱发快心室率反应，导致低血压甚至心室颤动。

不良反应：低血压、心率减慢等。

3）抗凝治疗

①华法林：华法林是目前临床上应用最广泛的抗凝药物，它是香豆素类抗凝剂的一种，在体内具有拮抗维生素K的作用，抑制肝脏中凝血因子Ⅱ、Ⅶ、Ⅸ和Ⅹ的合成。对于长期口服华法林抗凝治疗的房颤患者，由于华法林的剂量和效应关系在不同的个体之间存在很大差异，因此必须严密监测凝血相关指标，防止剂量过量或不足。对华法林抗凝强度的评估，主要通过检测国际标准化比值

（INR），一般将INR水平控制在2.0～3.0，既有较好的抗栓效果，又有较低的出血风险。

降低华法林的出血风险，关键在于识别有高出血风险人群，通过给予这类人群积极的处理，可明显减少出血事件的发生。另外，严密监测INR水平，根据INR水平调整华法林的剂量，也可获得良好收益。

不良反应：与其他抗凝药一样，出血是华法林的主要不良反应，患者可出现瘀斑、紫癜、牙龈出血、鼻出血、伤口出血经久不愈、月经过多等。出血可发生在任何部位，特别是泌尿系统和消化道。肠壁血肿可致亚急性肠梗阻，也可见硬膜下和颅内血肿。任何穿刺均可引起血肿，严重时局部可产生明显压迫症状。不常见的不良反应有恶心、呕吐、腹泻、瘙痒性皮疹、过敏反应和皮肤坏死。大量口服甚至有双侧乳房坏死、微血管病或溶血性贫血以及大范围皮肤坏疽等报道。

②新型口服抗凝药：包括达比加群酯、利伐沙班、阿哌沙班、艾多沙班等，这些药物可以降低房颤患者的卒中风险，且不必定期监测静脉血INR水平来调整剂量。患者应每年定期复查肾功能，有消化道出血史的患者慎用或严密监测。每日两次，保证平稳有效，漏服距下次用药时间＞6h的可补服。

不良反应：出血；药物经肾脏排泄，肾功能损伤风险大。

（2）介入治疗：近年来，除治疗药物和治疗理念更新外，介入治疗技术更是日新月异。目前，临床上开展的介入治疗技术有射频消融术、球囊冷冻消融术、左心耳封堵术和房室结消融结合起搏器治疗等，根据患者情况选择合适的介入治疗方法同时辅以药物治疗，可以达到预防卒中和改善症状的目的。

（3）心脏同步电复律治疗：心脏同步电复律治疗适用于紧急情况下出现的心房颤动（如心肌梗死、心率极快、低血压、心绞痛、心衰等），不具有根治心房颤动的效果，因此经心脏同步电复律治疗后患者心房颤动往往会复发。

（4）外科治疗：有结构性心脏病（如心脏瓣膜病等）的患者，需要进行开胸外科手术治疗。外科治疗包括正中开胸手术或右胸小切口胸腔镜微创手术等方式。

（二）心房颤动的健康指导

1.控制高危因素

（1）控制高血压：研究表明，高血压是心房颤动最重要的危险因素。血压控制不好，将显著增加心房颤动的发生风险，即使血压升高得不多，心房颤动风险也是同样存在的。因此，控制好血压很重要。在众多降压药物中，普利类（ACEI）和沙坦类（ARB类）降压药，可以降低心房颤动的发生风险。按照最新的高血压指南进行高血压治疗，达到血压≤130/80mmHg的目标，以降低不良结局的发生风险。

（2）控制糖尿病：糖尿病是经常与心房颤动共存的疾病。降糖药二甲双胍对降低糖尿病患者心房颤动的发生率及预防脑卒中发生有帮助。

（3）控制心力衰竭：心房颤动与心力衰竭互为因果，且两者通常伴发。心力衰竭是心房颤动患者栓塞风险增加的重要危险因素。因此，心房颤动合并心力衰竭的患者更需规范进行抗凝治疗，推荐首选NOACs。所有心房颤动合并心力衰竭的患者均应接受心衰标准治疗。

（4）控制体重：肥胖会导致显著的心房重构，显著增加心房颤动的发生风险。研究表明，BMI 每增加 $1kg/m^2$，房颤发生率增加 3% ～ 7%。如果体重下降10%以上，无房性心律失常患者的生存率可以提高6倍。

（5）治疗睡眠呼吸暂停：心房颤动患者中合并睡眠呼吸暂停的比例达32% ～ 39%。睡眠呼吸暂停越严重，心房颤动发生的可能性越大。因此，治疗睡眠呼吸暂停可以降低心房颤动的发生率。

（6）控制饮酒：饮酒是发生心房颤动的危险因素。喝酒越多越频繁，发生心房颤动的风险越大。这可能与酒精毒性导致心房肌纤维化，形成左心房瘢痕和肺静脉外触发灶有关。限制饮酒可以降低心房颤动的发生率。

2.评估心房颤动栓塞及出血的风险

（1）评估栓塞风险：心房颤动患者脑卒中风险显著增加，但不同临床特征的心房颤动患者，血栓栓塞的风险并不一样。使用 CHA2DS2-VASc 评分（见表2-2-12）对患者进行血栓栓塞的风险评估十分必要。该评分仅用于非瓣膜性房颤患者，总分为9分，得分越高发生血栓栓塞的风险越高。

表2-2-12　CHA2DS2-VASc评分

危险因素		分值	说明
C（congestive heart failure）充血性心衰	临床诊断心衰或有左心室功能中度到重度下降的客观证据或 HCM	1	近期存在失代偿性心衰，无论左心室射血分数下降与否（包含 HFrEF 或 HFpEF）；或超声心动图提示中重度左心室收缩功能损害（即使无症状）；HCM 具有较高的卒中风险，OAC 有利于减少卒中

续表

危险因素		分值	说明
H（hyper-tension）高血压	和（或）正在接受降压治疗	1	高血压可导致易患卒中的血管变化，而目前控制良好的血压随着时间的推移可能无法得到很好的控制。能够使缺血性卒中、死亡和其他心血管疾病的风险降到最低的最佳血压目标是（120～129）/（<80）mmHg
A（age）年龄	≥75 岁	2	年龄是卒中风险的强大驱动因素，大多数人群队列显示，卒中风险从 65 岁开始增加。年龄相关风险是一个连续变量，但出于简单和实用的原因，65～74 岁得 1 分，75 岁以上得 2 分
A（age）年龄	65～74 岁	1	来自亚洲的最新数据表明，卒中风险可能从 50～55 岁开始增加，亚洲患者的年龄评分可能更低
D（diabetes mellitus）糖尿病	使用口服降糖药物和（或）胰岛素治疗，或空腹血糖>125mg/dL（7mmol/L）	1	糖尿病是公认的卒中风险因素，近期卒中风险与糖尿病持续时间（糖尿病持续时间越长，血栓栓塞的风险越高）、与糖尿病靶器官损害的存在有关，例如视网膜病变。尽管年龄<65 岁的 2 型糖尿病患者的风险可能略高于 1 型糖尿病患者，但总体上 1 型和 2 型糖尿病合并房颤患者的血栓栓塞风险大致相似
V（vascular disease）血管疾病	心血管造影明确的 CAD、既往心肌梗死、PAD 或主动脉斑块	1	血管疾病（PAD 或心肌梗死）可导致 17%～22% 的额外卒中风险，尤其是在亚洲患者中。心血管造影明确的 CAD 也是房颤患者缺血性卒中的独立风险因素。降主动脉上的复杂主动脉斑块，作为重要血管疾病的指标，也是缺血性卒中的有力预测因子

	危险因素	分值	说明
S（stroke）卒中	既往有卒中、TIA或血栓栓塞	2	既往卒中史、全身性栓塞或TIA导致缺血性卒中的风险特别高，因此加权2分。尽管被排除在随机对照试验之外，但有脑出血（包括出血性卒中）的房颤患者发生缺血性卒中的风险也非常高。最近的观察性研究表明，此类患者使用OAC可获益
S（sex）性别	女性	1	女性是卒中风险的矫正因素而不是危险因素

注：心衰为心力衰竭；HCM为肥厚型心肌病；HFrEF为射血分数降低的心力衰竭；HFpEF为射血分数保留的心力衰竭；OAC为口服抗凝药；房颤为心房颤动；TIA为短暂性脑缺血发作；PAD为外周动脉疾病；CAD为冠心病。

（2）评估出血风险：对使用口服抗凝药的患者进行出血风险评估，可以采用HAS-BLED评分（见表2-2-13）。该评分总分为0～2分属于低出血风险人群，3分以上则为出血风险高危人群。但评分高不是抗凝治疗的禁忌证，而是提醒临床医生尽量控制出血危险因素。

表2-2-13　HAS-BLED评分

	危险因素及定义	分值
H	未控制的高血压：收缩压＞160mmHg	1
A	肝功能和（或）肾功能异常：透析、肾移植、血清肌酐＞200μmol/L；肝硬化、胆红素升高2倍或更高	各1分
S	脑卒中	1
B	既往有缺血性或出血性卒中病史	1
L	INR不稳定：使用华法林的患者TTR＜60%	1
E	高龄：年龄＞65岁或极度衰弱	1
D	使用抗凝药物和（或）酗酒：同时使用抗血小板药物或非甾体抗炎药；酗酒	各1分
总分		9

注：INR为国际标准化比值；TTR为治疗目标范围内的时间百分比。

3.注意身体出现的危险信号

如面部、四肢，特别是单侧肢体突发的麻木和无力；突然的意识模糊、言语困难或者理解力障碍；突然的单眼或双眼视觉障碍；突然的行走困难、头晕眼花、共济失调；突然发生的不明原因的剧烈头痛等，这些症状很可能是心房血栓脱落导致脑栓塞（中风）；若出现胸闷气急、不能平稳，可能是引发了心力衰竭，需要立即来院就诊。

4.药物指导

遵医嘱服药，不得擅自更改药物剂量及频率，需观察药物不良反应及疗效。如使用地高辛、倍他乐克等药物，应使心室率维持在理想标准（＜80次/min，最快不超过110次/min），可缓解憋气、心慌等症状。

使用抗凝药物，如华法林、拜瑞妥、达比加群等，需观察全身有无出血（如牙龈出血、鼻出血，严重的会有尿血、便血等），如出血量大，应及时停药就医；在有创操作或检查前需要遵医嘱停用抗凝药，以免术中出血。华法林需定期监测INR水平，使其维持在2.0～3.0。

5.饮食指导

饮食宜清淡，避免辛辣刺激及高胆固醇食物。

华法林是维生素K的拮抗剂，抑制肝脏中凝血因子的合成，发挥抗血栓效果，含有大量维生素K的食物（主要是绿色蔬菜）会降低华法林的疗效，建议每天定量食用这些食物；丹参、人参、银杏等可以增强华法林的抗凝作用，因此不建议服用。当口服华法林进行抗凝治疗时，应尽量保持饮食结构的平衡，不要盲目地改变食物结构、添加营养品，也不用刻意地偏食或禁食某种食物。服药期间避免吸烟和饮酒，因为吸烟与饮酒会加快华法林的代谢，影响抗血栓效果。

6.运动指导

缺乏运动者，心房颤动的发生风险显著增加。因此，应保持中等量运动水平，避免竞技性、过度耐力运动（如马拉松等）。

练习瑜伽可降低心房颤动的发生风险，且可显著改善心房颤动的症状、提高生活质量；打太极能够降低心衰和冠状动脉粥样硬化性心脏病的发生风险，且对心脏病康复有帮助；适当走路和慢跑可降低心房颤动的发生风险；但长距离、高强度的走路或慢跑反而增加心房颤动的发生风险。

建议采取适度规律运动，如练习瑜伽、打太极、适当走路和慢跑等，避免超过身体耐受度的运动。

7.情绪调节

心房颤动患者容易出现忧郁、烦躁、情绪低落。应消除思想顾虑和紧张、恐惧心理，建立乐观向上的理念，增强治疗疾病的信心，积极配合与参与治疗，和全家共同面对疾病，战胜疾病。

六、高血脂健康促进

（一）概述

1.高脂血症的定义

高脂血症也称血脂异常，是脂肪代谢或运转异常导致血浆一种或多种脂质高于正常，通常指血清中总胆固醇（TC）、甘油三酯（TG）、低密度脂蛋白胆固醇（LDL-C）升高和（或）高密度脂蛋白胆固醇（HDL-C）过低。

2.高脂血症的分类

（1）病因分类：按病因可分为原发性高脂血症和继发性高脂血症。

①原发性高脂血症：原发性高脂血症除了不良生活方式（如高能量、高脂和高糖饮食、过度饮酒等）外，大部分是单一基因或多个基因突变所致，如LDL受体基因缺陷引起的家族性高胆固醇血症等。基因突变所致的高脂血症多具有家族聚集性，有明显的遗传倾向，特别是单一基因突变者，故临床上通常称为家族性高脂血症。

②继发性高脂血症：继发性高脂血症指由导致血清脂质和脂蛋白代谢改变的潜在的系统性疾病、代谢状态改变、不健康饮食以及某些药物引起的血脂异常。如摄取富含饱和脂肪酸和胆固醇的饮食可引起胆固醇水平升高，酒精过量可导致高甘油三酯血症。可引起血脂升高的疾病有肥胖、糖尿病、肾病综合征、甲状腺功能减退症、肾功能衰竭、肝脏疾病、系统性红斑狼疮、糖原累积病、骨髓瘤、脂肪萎缩症、急性卟啉病、多囊卵巢综合征等。此外，某些药物（如糖皮质激素、雌激素、维A酸、环孢素、抗抑郁药物、血管内皮生长因子抑制剂、芳香化酶抑制剂等）也可能引起继发性血脂异常。

（2）临床分类（见表2-2-14）。

表2-2-14　高脂血压临床分类

分类	TC	TG	HDL-C
高 TC 血症	增高		
高 TG 血症		增高	
混合型高脂血症	增高	增高	
低 HDL-C 血症			降低

注：TC：总胆固醇；TG：甘油三酯；HDL-C：高密度脂蛋白胆固醇。

3. 高脂血症的危害

（1）血脂异常是动脉粥样硬化性心血管疾病（ASCVD）重要的危险因素，会造成卒中、短暂性脑缺血发作、冠状动脉粥样硬化性心脏病及外周动脉粥样硬化性疾病。

（2）血脂异常会导致高血压。异常升高的血脂会导致动脉粥样硬化形成，进一步导致心肌功能紊乱，血管紧张素转换酶被大量激活，促使动脉血管痉挛，进而导致肾上腺素分泌升压素，导致血压升高。

（3）血脂异常与糖尿病微血管病变发生、发展相关，远期可导致糖尿病肾病、糖尿病视网膜病变等。

（4）高脂血症会导致肝功能损伤。长期高血脂会导致脂肪肝，损伤肝动脉和肝小叶，使肝脏在生理结构发生变化，进而导致肝硬化，损害肝功能。

（5）严重的高脂血症还容易引起急性胰腺炎，其中高甘油三酯血症是导致急性胰腺炎的第二大因素。

4. 症状和体征

（1）大部分高胆固醇血症患者在动脉血管没有明显狭窄前，没有任何症状，仅表现为脂肪沉积、肥胖、体重增加等，少部分家族性高胆固醇血症患者可能在肌腱、眼睑处有黄色的结节。

（2）高甘油三酯血症患者常伴随着低 HDL-C，通常没有症状。当血液中甘油三酯水平达到 1000 ～ 2000mg/dL 时，会出现呼吸困难、黄色瘤等症状。高甘油三酯血症还很有可能发展为急性胰腺炎，从而引起严重的腹痛、恶心、呕吐、发烧和食欲不振等。

（3）混合型高脂血症通常具有遗传倾向，临床常表现为高脂血症的家族聚集以及早发冠心病，表现为血浆胆固醇和甘油三酯水平均升高，患者很少有皮肤黄色瘤。其最突出的特征是在同一家庭的成员中甚至同一患者的不同时期，血浆脂蛋白谱会有明显的不同。

（4）血脂异常最终会造成心脑血管动脉粥样硬化，导致冠心病、脑卒中等严重疾病，并出现相应表现，如头晕、肢体麻木、胸闷等，较重时会出现头痛、胸闷、气短、心慌、胸痛、乏力、口角歪斜、不能说话、肢体麻木等症状。

5.诊断

血脂异常，尤其是LDL-C升高是导致ASCVD发生、发展的关键因素。血脂异常治疗的目标是防控ASCVD，降低心肌梗死、缺血性脑卒中或冠心病死亡等心血管病事件的发生风险。干预血脂异常的目的是预防ASCVD。LDL-C或TC水平对个体或群体ASCVD发病风险具有独立的作用，全面评价ASCVD总体风险是防治血脂异常的必要前提。根据个体ASCVD危险分层判断血脂异常干预的目标水平。

①血脂异常的诊断流程见图2-2-3。

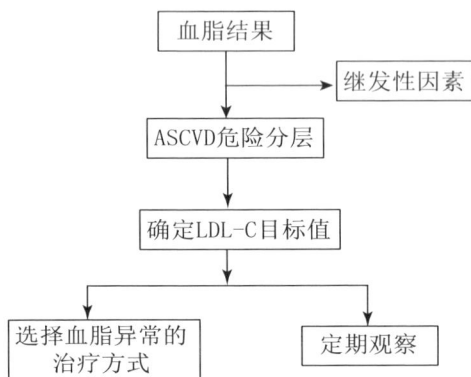

```
┌──────────┐
│  血脂结果  │
└──────────┘
      │        ┌──────────┐
      ├───────▶│  继发性因素 │
      │        └──────────┘
      ▼
┌──────────────┐
│ ASCVD危险分层  │
└──────────────┘
      │
      ▼
┌──────────────┐
│ 确定LDL-C目标值 │
└──────────────┘
      │
   ┌──┴────────────┐
   ▼               ▼
┌──────────┐  ┌──────────┐
│选择血脂异常的│  │  定期观察  │
│   治疗方式  │  └──────────┘
└──────────┘
```

图 2-2-3　血脂异常的诊断流程

② 定期检查血脂是防治血脂异常和心血管病的重要措施。临床上通常通过采集血液检测血脂，血脂的基本检测项目为 TC、TG、HDL-C。

6.治疗

血脂异常的主要危害是增加 ASCVD 的发生风险。血脂合适水平和异常分层（见表2-2-15）主要适用于 ASCVD 一级预防目标人群。

表2-2-15　血脂合适水平和异常分层标准

单位：[mmol/L（mg/dL）]

分层	TC	LDL-C	HDL-C	非HDL-C	TG
理想水平		＜2.6（100）		＜3.4（130）	
合适水平	＜5.2（200）	＜3.4（130）		＜4.1（160）	＜1.7（150）
边缘升高	≥5.2（200）且＜6.2（240）	≥3.4（130）且＜4.1（160）		≥4.1（160）且＜4.9（190）	≥1.7（150）且＜2.3（200）
升高	≥6.2（240）	≥4.1（160）		≥4.9（190）	≥2.3（200）
降低			＜1.0（40）		

（1）以 LDL-C 为治疗目标值：血脂异常尤其是 LDL-C 升高是导致 ASCVD 发生、发展的关键因素。国内外血脂异常防治指南均强调，LDL-C 在 ASCVD 发病中起着核心作用，推荐以 LDL-C 为首要干预靶点。

（2）根据 ASCVD 危险分层界定 LDL-C 目标值：全面评价 ASCVD 总体危险是防治血脂异常的必要前提。最新指南将极高危人群再做了进一步的分层，新增超高危 ASCVD 患者。发生过≥2次严重的ASCVD事件或发生过1次严重的ASCVD事件合并≥2个高危因素的患者，即可定义为超高危ASCVD患者。根据ASCVD危险分层界定的LDL-C目标值（见表2-2-16）。

表2-2-16　根据ASCVD危险分层界定的LDL-C目标值

临床情况	LDL-C 目标值
≥2 次 ASCVD 事件（如心肌梗死、缺血性脑卒中、外周动脉血运重建或截肢）	< 1.4mmol/L 且降幅≥50%
ASCVD（冠心病、缺血性脑卒中、外周动脉疾病）	< 1.8mmol/L 且降幅≥50%
糖尿病（年龄≥40 岁）	< 1.8mmol/L
糖尿病（年龄< 40 岁）+0～2 个危险因素 *；LDL-C ≥4.9mmol/L；慢性肾脏病（3～4 期）；高血压+危险因素≥1 个；危险因素≥3 个，或不伴任何危险因素的颈动脉斑块	< 2.6mmol/L △
不符合上述任何一种情况	< 3.4mmol/L

注：*：危险因素包括年龄（男性年龄≥45 岁、女性年龄≥55 岁）、吸烟、高密度脂蛋白胆固醇< 1.0mmol/L、肥胖（BMI ≥28kg/m²）、早发 ASCVD（男性年龄< 55 岁、女性年龄< 65 岁）家族史；

△：存在≥两种临床情况者，LDL-C 目标值调整为< 1.8mmol/L。

（3）治疗原则：①LDL-C是ASCVD的关键致病因素，降低LDL-C可以减少ASCVD的发生和发展。在临床实践中，应尽早识别ASCVD高危人群，启动降脂治疗。②针对不同ASCVD风险的人群，有不同的LDL-C目标值（见表2-2-16），临床不能以化验单LDL-C参考范围决定是否启动他汀类药物治疗及判断LDL-C是否达标。③血脂异常与药物依从性、饮食、生活方式关系密切，无论是否选择调脂药物治疗，都必须改善饮食生活方式。④他汀类药物是血脂异常药物治疗的基石，推荐将中等强度的他汀类药物作为中国人群降低LDL-C的首选药物。应用他汀类药物后血清LDL-C水平仍不达标者，应考虑联合应用调脂药物。治疗过程中，注意观察调脂药物的疗效和不良反应。

（5）药物治疗

1）治疗目的：血脂异常治疗最主要目的是防治冠心病、脑卒中，所以应根据是否已有冠心病或脑卒中等危重症以及有无心血管危险因素，结合血脂水平进行全面评价，以决定治疗措施和血脂目标水平。控制血脂达标，临床上应首选他汀类调脂药物。

他汀类药物能够抑制胆固醇合成，能显著降低血清TC和LDL-C，也能降低血清TG和轻度升高的HDL-C。推荐将中等强度的他汀作为中国血脂异常人群的常用药物；他汀不耐受或LDL-C不达标者，或严重混合型高脂血症者应考虑调脂药物的联合应用（如联合依折麦布）；注意观察调脂药物的疗效和不良反应。

2）调脂药物种类

①主要降低胆固醇的药物：他汀类、前蛋白转化酶枯草溶菌素9（PCSK9）抑制剂、普罗布考、胆酸螯合剂、脂必泰等。

②主要降低甘油三酯的药物：贝特类、烟酸类和高纯度鱼油制剂等。其中部分调脂药物既能降低胆固醇，又能降低甘油三酯。

③新型调脂药物：近年来，又有多种新型降脂药物在国外先后获批或拟获批于临床使用，但均未在我国上市，如三磷酸腺苷柠檬酸裂解酶抑制剂（bempedoic acid）、血管生成素样蛋白3抑制剂、载脂蛋白C3抑制剂、降低脂蛋白（a）新药等。

3）调脂药物的联合应用

①他汀类与依折麦布联合应用：他汀类和依折麦布分别影响胆

固醇的合成和吸收，可产生良好的协同作用。对于中等强度他汀治疗胆固醇水平不达标或不耐受的患者可考虑与依折麦布联合治疗。

②他汀类与贝特类联合应用：他汀类与贝特类联用能更有效降低 LDL-C、TG 及升高 HDL-C。两者联用应充分考虑安全性，宜从小剂量开始，采用晨服贝特类药物，晚服他汀类药物的方式，避免血药浓度过高，造成肝功能受损，需密切监测转氨酶和肌酶。

③他汀类与 PCSK9 抑制剂联合应用：他汀类与 PCSK9 抑制剂联合应用已经成为欧美国家治疗严重血脂异常的联合用药方式，可较任何单一的药物治疗带来更大程度的 LDL-C 下降，提高血脂达标率。

④其他措施：如脂蛋白血浆置换、肝移植、部分回肠旁路手术和门腔静脉分流术等可作为辅助治疗措施。

（二）高脂血症健康指导

1.血脂异常的筛查

（1）普通人群：早期且及时检测出血脂异常人群，对其进行干预，加强管理。为了及时发现和检出血脂异常者，建议 20～40 岁成年人至少每 5 年检测 1 次血脂（包括 TC、LDL-C、HDL-C 和 TG）；建议 40 岁以上男性和绝经期后女性每年检测 1 次血脂；ASCVD 患者及高危人群，应每 3～6 个月检测 1 次血脂。因 ASCVD 住院的患者，应在入院时或入院 24h 内检测血脂。

（2）血脂异常的筛查重点对象为：①有 ASCVD 病史者；②存在多项 ASCVD 危险因素（如高血压、糖尿病、肥胖、吸烟）的人群；③有早发性心血管病家族史者（男性一级直系亲属在 55 岁前或女性一级直系亲属在 65 岁前患缺血性心血管病或有家族性高脂血症患者）；④皮肤或肌腱黄色瘤及跟腱增厚者。

2.血脂异常的健康指导

健康的生活方式包括抗动脉粥样硬化饮食、正常的体重、规律锻炼、戒烟限酒和睡眠管理等。健康的生活方式可以降低所有年龄阶段人群的ASCVD风险，延缓年轻人群危险因素发展的进程，也是代谢综合征的一级预防治疗策略。无论任何年龄阶段、无论是否进行药物治疗，都必须坚持饮食控制和健康的生活方式。

《中国居民膳食指南（2022）》对居民膳食主要推荐如下。

（1）饮食调理：饮食治疗和改善生活方式是血脂异常治疗的基础措施。

①食物多样、谷类为主是平衡膳食模式的重要特征，要求每日膳食应包括谷薯类、蔬菜水果类、畜、禽、鱼、蛋、奶类、大豆坚果类等食物。平均每天摄入12种以上食物，每周25种以上。

②多吃蔬菜、奶类、大豆。蔬菜、水果是平衡膳食的重要组成部分。奶类富含钙，大豆富含优质蛋白质。餐餐有蔬菜，保证每天摄入的蔬菜不少于300g，深色蔬菜应占1/2。天天吃水果，保证每天摄入新鲜水果200～350g，果汁不能代替新鲜水果。吃各种各样的奶制品，相当于每天液态奶300g。

③适量吃鱼、禽、蛋、瘦肉。每周食用鱼类最好2次或300～500g、畜禽肉300～500g、蛋类300～350g，平均每天摄入总量为120～200g，优先选择鱼，少吃肥肉、烟熏和腌制肉制品。

④少盐、少油、控糖，控制胆固醇摄入。培养清淡饮食习惯，少吃高盐和油炸食品。成年人每天食盐不超过6g；建议每天摄入胆固醇少于300mg，尤其是ASCVD等高危患者；摄入脂肪不应超过总能量的20%～30%，脂肪摄入优先选择多不饱和脂肪酸食物，如深海鱼、鱼油、植物油；每天反式脂肪酸摄入量不超过2g；控制糖

的摄入，每天摄入不超过50g；要足量饮水，成年人每天7～8杯（1500～1700mL），提倡饮用白开水和茶水，不喝或少喝含糖饮料。对于ASCVD中危以上人群或合并高胆固醇血症患者，应特别强调减少膳食胆固醇的摄入，每天膳食胆固醇摄入量应在300mg以下。

（2）规律锻炼，健康体重：各年龄段人群都应天天运动、维持健康体重（BMI在20.0～23.9kg/m^2）。控制总能量摄入，保持能量平衡；坚持日常身体活动，坚持规律的中等强度运动，建议每周运动5d以上，每次30min，主动运动最好每天步行6000步；减少久坐时间，每小时起来动一动；运动形式可选择有氧运动，如快步走、游泳、骑自行车或家务劳动等。

（3）戒烟、限酒：完全戒烟和有效避免吸入二手烟，有利于预防ASCVD，并升高HDL-C水平。可以选择戒烟门诊、戒烟热线咨询以及药物来协助戒烟。儿童、少年、孕妇、乳母不应饮酒，成年人如饮酒，饮用的酒精量不应超过15g/d。

（4）睡眠管理：血脂异常患者需要充足的睡眠。一些睡眠问题如睡眠不足、睡眠呼吸暂停和失眠等会增加肥胖、高血压、2型糖尿病、中风、冠心病和整体心血管疾病的发生风险。

以下方式可帮助患者改善睡眠：①每天做一些缓解压力的运动，如瑜伽、健美操、游泳等，睡前不做剧烈运动，减少对大脑神经的兴奋刺激，有助于入睡。②入睡前可播放节奏柔和缓慢的轻音乐，调暗灯光，同时睡前不要喝茶、咖啡等含有咖啡因的饮料，尽量少看手机、电视等电子屏幕，将手机和其他电子设备放在远离床的地方。③养成规律的作息时间，可记录患者的睡眠情况并作相关睡眠质量评估。

（5）用药指导：他汀类药物在ASCVD一级和二级预防中均能

显著降低心血管事件（包括心肌梗死、冠心病死亡和缺血性脑卒中等）的发生率。

①他汀类是主要降低胆固醇的药物，可在任何时间段每天服用1次，但在晚上服用时LDL-C降低幅度可稍有增多。绝大多数患者对他汀类药物的耐受性良好，不良反应多见肝功能异常、肌肉不良反应（肌痛、肌炎和横纹肌溶解）。服用他汀类药物后建议每4～8周复查一次肝功能。他汀类药物的其他不良反应还包括头痛、失眠、抑郁以及消化不良、腹泻、腹痛、恶心等消化道症状。

②贝特类是主要降低甘油三酯的药物，常见不良反应与他汀类相似。服用期间需要严密监测转氨酶和心肌酶，定期门诊复查肝功能。

七、肥胖健康促进

（一）概述

肥胖在中国已成为最大的公共卫生问题。预计到2030年，中国成年人超重及肥胖患病率将达到65.3%。肥胖不但导致较高的过早死亡风险，还与各种慢性非传染性疾病的发生相关，如代谢综合征、糖尿病、脑卒中、冠心病、高血压、不孕不育、骨关节炎等，甚至还与多种肿瘤的发生相关。过度肥胖对人体危害极大，严重影响生活质量，缩短寿命，造成的医疗费用负担也呈现上升趋势。

1.肥胖的定义

肥胖是体内脂肪尤其是甘油三酯积聚过多导致的一种状态，是能量摄入过多或机体代谢改变导致体内脂肪积聚过多，造成体重过度增长，身体机能发生一系列病理生理变化的状态。

2.肥胖的判定标准

目前关于肥胖的判定标准有4种。

（1）BMI：BMI是目前国际上常用的衡量人体肥胖程度的一个标准，也是世界卫生组织（WHO）对肥胖程度的诊断标准（见表2-2-17）。其计算公式为：

$$BMI=体重（kg）/身高^2（m^2）$$

表2-2-17　BMI判定肥胖的标准

WHO标准		BMI（kg/m²）	相关疾病发病危险
偏瘦		≤18.5	低（其他疾病危险增加）
正常		18.5～<25.0	平均水平
超重		25.0～<30.0	
肥胖	Ⅰ度肥胖	30.0～<35.0	中等增加
	Ⅱ度肥胖（严重肥胖）	35.0～<40.0	严重增加
	Ⅲ度肥胖（极度肥胖）	≥40.0	非常严重增加

（2）体脂率：是指人体内脂肪重量在人体总体重中所占的百分比，反映人体内脂肪含量以及增减变化的情况，是评价肥胖程度和运动减肥效果的指标。常采用的测量方法包括，皮褶厚度测量、生物电阻分析和双能X射线吸收测量法等。目前将成年人体脂率超过25%（男性）或者30%（女性）定义为体脂过多，但其局限性在于较难全面反映体内脂肪组织的分布，不是常规的临床诊断方法。

（3）标准体重：标准体重能够有效衡量一个人的健康水平。身高体重简单易测，较为方便，但是准确性也有限。

WHO 推荐：

男性标准体重（kg）=[身高（cm）−80]×70%；

女性标准体重（kg）=[身高（cm）−70]×60%。

实际体重超过标准体重 20% 为超重，超过 20%～50% 为轻度肥胖，超过 50% 为重度肥胖。

（4）腰臀比（WHR）：WHR 是腰围和臀围的比值。测量肋骨下缘至髂前上棘之间中点的径线，得到腰围；测量股骨粗隆水平的径线，得到臀围。腰围及 WHR 可判定中心性肥胖（内脏型或腹型肥胖），准确程度比 BMI 高，且与身高、体型有关，不仅能判断机体的肥胖程度，还能用来判断罹患心脏病等疾病的风险。

基于我国成年人群特点和健康风险评估，正常腰围定义为 <85cm（男性）和 <80cm（女性）。当腰围 ≥90cm（男性）和 ≥85cm（女性），或 WHR ≥0.90（男性）和 ≥0.85（女性）时，即可诊断为中心性肥胖。

3.肥胖的主要影响因素

肥胖是一种慢性、易复发、进行性疾病状态，也是一种复杂的社会问题。从生物医学角度来看，肥胖可理解为遗传（可占肥胖发病的 40%～80%）、膳食、生活方式与行为、心理因素及其他因素（如职业、文化程度、社会经济、健康素养、疾病状况及用药情况等）等个体因素导致的能量过剩。同时，环境驱动因素和更远端的系统动力因素（如政策、经济、社会及政治因素）在很大程度上影响个体的行为，从而影响超重、肥胖的发生（见图 2-2-4）。

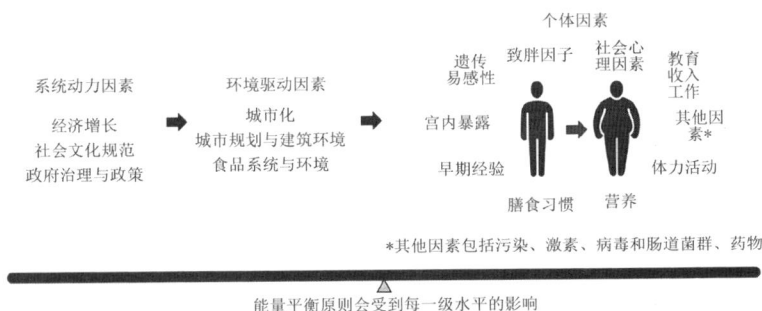

系统动力因素　　　　环境驱动因素　　　　　　　　个体因素

经济增长　　　　　　城市化　　　　　遗传　致胖因子　社会心　教育
社会文化规范　　城市规划与建筑环境　易感性　　　　理因素　收入
政府治理与政策　　食品系统与环境　　宫内暴露　　　　　　　其他因素*
　　　　　　　　　　　　　　　　　　早期经验　　　　　　　体力活动
　　　　　　　　　　　　　　　　　膳食习惯　　营养

*其他因素包括污染、激素、病毒和肠道菌群、药物

能量平衡原则会受到每一级水平的影响

图 2-2-4　中国肥胖的群体层面决定因素和个体层面危险因素

肥胖通常是多种因素相互作用的结果，而不是单一因素所致。了解这些病因有助于制定个性化的预防和治疗策略。长期能量代谢失衡导致的脂质过度累积是肥胖发生的根本原因，其最终归结于以下不良饮食习惯。

（1）进食过量，膳食结构不合理：通常认为能量过剩是肥胖的最根本的营养性原因，膳食模式中产能营养素——脂肪、蛋白质、碳水化合物摄入过多是人体发胖的根源。高脂肪、高蛋白，尤其是高糖饮食是大多数肥胖人群的饮食习惯。糖类100%会被人体吸收，一部分作为能量来源被使用，另外不能消耗的葡萄糖被胰岛素转化为糖原，储存在肝脏和肌肉的细胞中。但是，以糖原形式储存在细胞内的葡萄糖是有限的，多余的葡萄糖会转化为甘油三酯，这是肥胖的真正原因。

膳食结构的合理性同样重要。膳食中缺乏足够的膳食纤维，会造成便秘和肠道功能紊乱等；即使摄入了蛋白质，如果没有维生素的协同作用，同样不能被人体很好地吸收。

（2）进食速度过快：在饮食行为习惯中，进食速度过快是促进肥胖发生的最危险因素之一。大部分肥胖人群有进餐速度较快、暴饮暴食的习惯，而且暴饮暴食进一步导致进食速度快，形成恶性循环。人体饱腹感信号反馈给大脑有延时，进食速度越快，在饱腹感信息传递的延时时间内摄入食物就会更多，引起肥胖。

（3）进食餐次问题：研究发现，早餐、晚餐及夜宵与肥胖人群关系密切。早餐、晚餐进餐时间晚且过量、睡前吃夜宵等习惯均易导致肥胖。因此，肥胖人群的配餐关键在于提高早、中餐的质和量，降低晚餐的热能摄入，同时晚餐时间尽可能早一点。

4.肥胖的危害

一般肥胖程度较轻时，对身体的危害可能并不明显，但若不加以控制，肥胖进一步发展，对心理和机体都会造成一定危害，甚至会危及生命。

（1）心理危害：由于外观形体不佳，肥胖者会产生强烈的焦虑、抑郁、自卑等一系列负面情绪。研究发现，肥胖患者在焦虑时会吃得更多，一旦减肥失败，他们会产生更加强烈的自责感，甚至自暴自弃。

（2）消化系统：肥胖患者大多进食量过多，会加重胃肠负担，进而会导致胃肠炎、脂肪肝、胆囊结石、结直肠癌等疾病。

（3）呼吸系统：当体重过重时，患者身体基础代谢和肺部需氧量也会有所增加，运动量会下降，患者会出现气急、呼吸困难等症状，严重时会诱发睡眠呼吸暂停、低通气综合征等疾病。

（4）代谢系统：肥胖是一种代谢综合征，人体摄入过多的能量导致脂肪堆积，从而破坏人体的代谢平衡。肥胖患者的胰岛素敏感性会降低，即降低血糖的能力下降，机体为了维持血糖在正常范围内，动员胰岛细胞分泌更多胰岛素，这将进一步刺激脂肪的合成；

同时，肥胖会影响人体脂肪代谢，导致脂肪分解转化出现障碍，从而导致患者更加肥胖，形成一个恶性循环。长此以往，会造成胰岛分泌功能下降，血糖难以控制，最终发展为糖尿病。

（5）循环系统：肥胖患者一般血脂偏高，血脂异常是心血管疾病最重要的危险因素之一，大量脂肪沉淀于心肌或心膜下时，会影响心脏正常功能，脂肪堆积在血管壁上容易造成血管斑块甚至狭窄，影响血液的正常流通，导致冠心病、心肌梗死、脑梗死等疾病高发。

（6）其他疾病：肥胖患者机体承受负担较重，骨关节、肌肉等组织可能会出现病变，出现乏力、疼痛等症状，还可能引起椎间盘突出、关节炎等疾病。

（二）肥胖的健康指导

肥胖的健康指导是一个多方面的过程，涉及合理膳食、适量运动、生活方式的改变以及心理支持等诸多方面，旨在帮助肥胖患者通过健康饮食和生活方式改善体重指数，预防和控制肥胖及其相关慢性病。肥胖患者不要盲目减肥，一定要在专业人士指导下选择适合自己的减肥方式，避免不必要的损失。健康指导包括饮食、运动、睡眠、心理等诸多方面。

1.合理膳食

饮食干预是减重的最基础手段。建议每日能量摄入平均降低30%～50%或降低500～1000kcal（1kcal=4.184kJ）。

（1）低碳控糖，食物多样，合理搭配，少盐清淡：①控制碳水化合物的摄入量，膳食中碳水化合物供能比≤40%，选择燕麦、全麦、红薯、玉米等低升糖指数（GI）的粗粮，因升糖指数高的精细粮（如大米、面食），其含粗纤维少，易被消化吸收，引起血糖快速升高，特别是含糖饮料，其单糖更易被快速吸收致血糖飙升，故应不喝或少喝。每日添加糖的摄入量最好控制在25g以下。②每日蛋白质摄入量超过每日总能量的20%或1.5g/（kg·d），但一般不超过每日总能量的30%或2.0g/（kg·d）。以鱼、禽、蛋类和瘦肉等优质蛋白为主。鸡蛋营养丰富，吃鸡蛋不必弃蛋黄。少吃烟熏和腌制肉制品，少吃深加工肉制品。③选择摄入优质的不饱和脂肪酸，有利于控制血脂、抗血栓，还可以调节身体激素水平的分泌，如橄榄油、坚果、牛油果等。减少油炸、奶油等食物的摄入，因其富含反式脂肪酸，在体内不易被消化，增加肥胖的发生风险，并可诱发多种疾病。④蔬菜、奶制品是平衡膳食的重要组成部分。每天摄入新鲜蔬菜不少于300g，其中深色蔬菜最好占一半；牛奶每天摄入量在300mL左右。严格控制油、盐的摄入量，每天食盐摄入量不超过5g，烹调油不超过 20～25g。严格限制饮酒，每克酒精可产生约7kcal能量，远高于同质量的碳水化合物和蛋白质产生的能量。

（2）科学进餐，足量饮水：①规律进餐，合理安排一日三餐，定时定量，尤其是每天吃好早餐。②饮食适度，不暴饮暴食、不偏食、不挑食、不过度节食，细嚼慢咽，等待饱腹感信号传到大脑。③先吃蔬菜，再吃蛋白质，最后吃主食，这样可以控制血糖缓慢上升。④减重期间，每天饮水2500mL以上，少量多次饮用。

（3）会烹会看，科学选择：减少烹饪过程中烹调油、盐、糖的用量，多选用蒸、煮、熘及水滑等烹调方式，少用油煎炸，并减少高脂肪食物摄入量。采购时主动阅读食品的营养标签，选择脂肪、碳水化合物和（或）糖、钠含量低的食物，选择新鲜的、营养素密度高的食物，尽量不选或少选油炸食品、加工肉制品、含糖烘焙糕点、蜜饯、糖果、冰激凌及含糖饮料等。

2.科学运动

吃动平衡，锻造健康体重。肥胖患者减重的运动原则是以中低强度有氧运动为主，抗阻运动为辅，每周通过运动消耗能量

2000kcal 或以上。

（1）各年龄段人群都应每天适当活动。

（2）每周进行 150 ～ 300min 中等强度的有氧运动，每周 5 ～ 7d，至少隔天运动 1 次。

（3）适当进行高强度有氧运动，抗阻运动每周 2 ～ 3 次，隔天 1 次，每次 10 ～ 20min。

（4）减少久坐时间，每小时起来活动 1 次。

（5）体重基数大的患者运动减肥容易受伤，前期可以通过药物、代餐、中医等方法进行调节，等适当减重后再建立良好的生活习惯，逐渐过渡到选择合适的运动，避免一些超过身体负荷能力的运动，且强度要适中，循序渐进。

3. 养成良好的睡眠习惯

充足的睡眠能够促进机体新陈代谢。人体在睡觉的时候会释放一种叫瘦素的物质，可以帮助减肥。若睡眠不足，很容易引起内分泌失调，影响机体正常代谢，同样会使人食欲大增，吃得更多。因此，要养成良好的睡眠习惯，不要熬夜。

4. 心理干预

在减肥过程中，减肥者通常会有自卑、焦虑的心理，初期要坚定对减肥的信心，以一个良好的心态面对接下来可能要面对的困难。减肥进行一段时间后，减肥者会对这个过程产生一定的疲劳感，甚至会因对减肥效果抱有较高期望而失望，这时要进行适当的心理疏导，必要时咨询精神科医生等。

5. 药物治疗

药物治疗是辅助，最关键的是建立良好的生活习惯。否则一旦药物治疗停止，体重容易反弹。目前市面上常用的减重药物有奥利司他、司美格鲁肽等。

6.中医治疗

可以选择用中药调理减肥，配合艾灸、针灸、理疗等，调整机体的各种代谢功能，促进脂肪分解。

7.减重与代谢手术

对于一些严重肥胖，或伴有与肥胖相关疾病的患者，不能通过健康减肥的方式减重，则可以选择手术治疗，如胃内球囊技术、造瘘装置、VBloc迷走神经阻断器、左胃动脉栓塞术等进行减重治疗。

八、阻塞性睡眠呼吸暂停健康促进

（一）概述

1.阻塞性睡眠呼吸暂停的定义

阻塞性睡眠呼吸暂停（obstructive sleep apnea，OSA），又称为阻塞性睡眠呼吸暂停低通气综合征（OSAHS），是指睡眠过程中反复出现呼吸暂停和低通气，从而使机体发生一系列病理生理改变的临床综合征。OSA是一种常见的睡眠呼吸疾病，我国约有1.76亿患者，患者人数居全球首位。

2.阻塞性睡眠呼吸暂停的危害

OSA对机体的损害主要是由呼吸暂停和低通气引起的，长期呼吸暂停和低通气会造成体循环和肺循环高压、心律失常、慢性肾功能衰竭、慢性脑缺氧等，严重时可出现急性呼吸衰竭，甚至在睡眠中发生窒息死亡。

（1）增加心脑血管疾病的发生风险：长期缺氧可造成红细胞增多、血液黏度增加，促进动脉粥样硬化、冠心病和脑卒中的发生。

（2）引起反流性食管炎、咽喉炎：咽腔阻塞和长时间用力呼吸可导致胸腔负压增加，胃酸反流至食管、咽喉部等，导致炎症的发生。

（3）增加猝死的风险：反射性呼吸暂停和咽部刺激增强可导致迷走神经兴奋性增强引起心动过缓，甚至猝死。

（4）影响认知、发育和性功能：OSA患者反复觉醒造成睡眠片段化、睡眠结构紊乱，久而久之导致认知功能障碍、焦虑、内分泌功能紊乱；儿童生长激素分泌减少可造成发育迟缓，成年人性激素分泌减少可造成性欲减低、阳痿等。

3.病因

阻塞性睡眠呼吸暂停的病因是咽部变窄或闭塞，常见于肥胖等高危患者，也可能是上呼吸道的解剖异常导致，部分内分泌疾病如甲状腺功能减退症、肢端肥大症、神经肌肉疾病等患者常合并OSA。

在上呼吸道狭窄或闭塞的基础上，由于睡眠时软组织松弛、舌根后坠等，在吸气时胸腔负压的作用下，软腭、舌坠入咽腔紧贴咽后壁，造成上呼吸道阻塞，从而引起OSA。

4.临床表现

（1）白天症状：①嗜睡；②头晕乏力；③晨起头痛；④精神行为异常，如注意力、记忆力和判断力下降，老年人可表现为痴呆。

（2）夜间症状：①打鼾；②呼吸暂停；③憋气、憋醒；④多动不安；⑤多汗；⑥夜间胸痛、胸闷；⑦多尿、遗尿；⑧睡眠行为异常，如恐惧、惊叫、呓语、夜游、幻听等。

（3）体征：多数肥胖或超重患者，可见颈粗短、下颌短小、下颌后缩、鼻甲肥大和鼻息肉、鼻中隔偏曲、悬雍垂肥大、扁桃体肥大、舌体肥大等。

5.诊断

（1）临床诊断：根据患者睡眠时打鼾伴呼吸暂停、白天嗜睡、身体肥胖、颈项粗短及其他症状，可作出初步诊断。

（2）多导睡眠图诊断：多导睡眠图是诊断OSA的金标准，如在晚间7h睡眠中，反复发作呼吸暂停＞30次或每小时睡眠中的睡眠呼吸暂停和低通气次数＞5次，即可确诊为睡眠呼吸暂停综合征。

（3）病因诊断：对确诊的OSA患者应做耳鼻喉和口腔的检查，了解有无局部解剖和发育异常或增生和肿瘤等病变。

（4）影像学检查：如头颈部X线片、CT和MRI等可协助诊断。

6.治疗

（1）一般性治疗：包括有效控制体重和减肥、戒烟、戒酒、睡前勿饱食、慎服镇静安眠药物、适当进行运动、尽可能侧卧位睡眠等。

（2）病因治疗：甲状腺功能减退者可补充甲状腺素；鼻腔疾病或扁桃体肥大者可手术治疗等。

（3）无创气道正压通气治疗：无创气道正压通气治疗是成年患者首选的治疗手段。适应证有①中、重度患者；②轻度患者，但症状明显（如白天嗜睡、认知障碍、抑郁等），合并心脑血管疾病和糖尿病等；③经过其他治疗（如悬雍垂腭咽成形术、口腔矫正器等）后仍存在阻塞性睡眠呼吸暂停；④合并慢性阻塞性肺病者，即"重叠综合征"；⑤围手术期治疗。

（4）口腔矫治器：适用于单纯鼾症及轻、中度患者，特别是有下颌后缩者。

（5）手术治疗：适用于通过手术可解除上呼吸道阻塞的患者，需严格掌握手术适应证。通常不宜作为本病的初始治疗手段。

（6）药物治疗：目前尚无疗效确切的药物可以使用。

（二）阻塞性睡眠呼吸暂停的健康指导

文献资料显示，OSA与多种心血管疾病、代谢性疾病的发生和发展密切相关。在高血压、冠心病、心力衰竭和心房颤动等心血管疾病的患者中，OSA的患病率为40%～80%。约60%的2型糖尿病住院患者合并OSA，对家庭及社会造成了严重的疾病负担。因此，加强对OSA的早期筛查和及时干预尤为重要。

1.OSA的诱因

（1）肥胖：肥胖即BMI＞28kg/m^2、颈围＞40cm。肥胖人群的阻塞性睡眠呼吸暂停发病率高达40%，由于颈部以及舌头和上颚周围的脂肪沉积，使气道更紧、更小，当肥胖患者平躺睡觉时，气道就会被堵塞。

（2）年龄：OSA的发生风险随年龄增长而增高。高龄患者咽部肌肉张力减弱、咽腔顺应性增加、咽腔局部反射活动减弱、咽腔缩小，导致短暂、觉醒的次数增加、睡眠稳定性减弱、呼吸调节功能不稳定。

（3）性别：绝经前女性OSA发病率显著低于男性，绝经后老年女性OSA发生率与男性并无明显差别。

（4）鼻咽部疾病和气道解剖异常：包括鼻腔阻塞、Ⅱ度以上扁桃体肥大、软腭松弛、舌根后坠、下颌后缩及小颌畸形等。腺样体和扁桃体肥大是儿童阻塞性睡眠呼吸暂停最常见的原因。

（5）家族史：OSA具有家族聚集性，有家族史者的患病风险增加2～4倍。遗传倾向性可表现在颌面结构、肥胖、呼吸中枢敏感性等方面。

（6）长期吸烟：吸烟会导致患者呼吸道黏膜抵抗力下降，更容易感染呼吸道疾病；另外，吸烟会导致肺动脉血管收缩，加重高血压症状。

（7）大量饮酒：饮酒会导致患者睡眠期间呼吸紊乱，增加打鼾的概率，降低血液中血氧含量。

（8）服用镇静、催眠或肌肉松弛类药物：镇静、催眠或肌肉松弛类药物可使呼吸中枢对缺氧及高 CO_2 敏感性下降，上气道扩张肌肉的张力下降，进而使上气道更易塌陷而发生呼吸暂停，还能抑制中枢唤醒机制，延长呼吸暂停时间。

2.OSA 的一级预防

一级预防主要针对危险因素进行预防，可以明显降低 OSA 发病率，亦可进一步减少其他基础疾病的发生。

（1）肥胖是 OSA 的独立危险因素，减肥可使气道闭合压下降，从而可以降低疾病的严重程度。

（2）戒烟，减少饮酒量，避免入睡前 3h 饮酒。

（3）进行适当的运动，如慢跑、骑自行车、快步走等，逐渐增加运动量，提高肺活量，每天坚持进行 30min 有氧运动，并树立坚持长期运动的理念。

（4）睡前避免服用镇静、安眠药物，以免加重对呼吸中枢调节的抑制。

（5）睡眠时选择右侧卧位，避免仰卧位，减少打鼾、憋气情况，防止舌根后坠导致气道阻塞。

（6）预防上呼吸道感染，保持居住环境干净整洁，空气清新，温度适宜，根据天气变化增减衣物，避免呼吸道疾病导致呼吸道炎症、水肿，使气道进一步狭窄，增大呼吸阻力，导致夜间呼吸暂停。

3.OSA 的二级预防

二级预防又称"三早"预防，即早发现、早诊断、早治疗，是阻止病程进展、减缓疾病发展的主要措施。

（1）早发现：存在鼾声响亮；存在鼾声并在白天深感疲惫；在一些特殊的场合也会入睡并打鼾；在睡眠中存在呼吸暂停、喘息或窒息者，应该前往医院确诊是否有睡眠呼吸暂停综合征。

（2）早期筛查：嗜睡、肥胖（尤其是腹型肥胖）、小下颌、夜尿增多、高血压/心脏病或药物抵抗的原发性高血压等人群应重点关注。详细询问病史、进行体格检查、评估睡眠质量，必要时行睡眠呼吸监测。常用睡眠质量评估方法包括主观睡眠问卷评估和客观睡眠监测评估。

1）主观睡眠问卷评估是一种简单易行的评估方法，主要包括Epworth嗜睡量表（ESS）（见表2-2-18）和STOP-Bang问卷（见表2-2-19）。

表2-2-18　Epworth嗜睡量表

以下情况下有无打盹、瞌睡的可能性	从不	很少	有时	经常
坐着阅读时				
看电视时				
在公共场所坐着不动时				
长时间坐车中间不休息（超过1h）				
坐着与他人谈话时				
饭后休息时（未饮酒时）				
开车等红绿灯时				
下午静卧休息时				

注：评分标准：从不=0分，很少=1分，有时=2分，经常=3分；分值越高提示嗜睡倾向越明显，总分值>9分考虑为日间嗜睡，≥16分为重度嗜睡。该量表的特别之处在于受试者不用解释自己的内心状态，只需对自己的行为作出判断，具有简单性和简短性。

表2-2-19 STOP - Bang问卷（睡眠呼吸暂停初筛量表）

条目	具体内容
打鼾（S）	打鼾时大声吗？（高于谈话声或隔着房间门就能听到）
疲倦（T）	是否经常在日间感到疲倦、疲劳或昏昏欲睡？
观察（O）	是否有人察觉到您在睡眠中出现呼吸暂停或窒息？
血压（P）	是否患有高血压？或是否正在接受高血压治疗？
体重指数（B）	体重指数是否超过35？
年龄（A）	年龄是否＞50岁？
颈围（N）	颈围是否＞40 cm？（喉结处的颈围）
性别（G）	性别是否为男性？

注：低危：0～2个问题回答"是"；

中危：3～4个问题回答"是"；

高危：≥5个问题回答"是"。

在量表筛查阳性的情况下，可采取客观睡眠监测对睡眠质量进行评估，进一步明确诊断和确定疾病严重程度。

有研究显示，单独使用ESS来预测OSA的风险容易产生假阴性结果。因为相当多的OSA患者并没有日间嗜睡的主诉，而且OSA严重程度并不总与日间嗜睡程度呈正相关。因此，建议将STOP-Bang问卷作为OSA的常用筛查量表，不单独使用ESS。

2）客观睡眠监测包括整夜多导睡眠监测（PSG）或便携式睡眠呼吸监测仪（PM）。①PSG是目前最常用的诊断方法，也是诊断睡眠呼吸障碍性疾病的金标准；PSG可对患者进行多次睡眠潜伏期试验，可以客观判断其日间嗜睡程度，为明确诊断提供证据。但PSG及其分析技术较为复杂、检查费时，导致普检率不高。②PM具有体积小、携带方便等优点，已成为临床上筛查和诊断OSA的重要方式之一。

（3）早期治疗：在明确诊断后，为控制或延缓病情发展，促使病变逆转，提高睡眠质量，缩短病程或防止转为慢性持续状态，降低现患率和病死率，早期治疗就显得尤为重要。

在多学科协作的基础上，尽早对中、重度患者采取干预措施。根据患者病情特点，制定多学科个体化联合治疗方案，包括病因治疗、行为干预、减重、氧疗、无创气道正压通气、口腔矫治、外科手术治疗等。

第三节　脑卒中二级预防

国内外研究证据表明，及时、规范、有效的二级预防是改善脑卒中患者预后的有效手段，主要包括脑卒中确诊后危险因素的控制和脑卒中二级预防药物的使用。我国缺血性脑卒中年复发率仍较高，与脑卒中危险因素控制不佳和二级预防药物服用依从性差、使用不规范有关。《中国脑卒中防治报告2021》指出：脑卒中二级预防形势严峻。

一、脑卒中的病因

动脉硬化、动脉炎、先天性脑血管病、外伤、药物、血液病及各种栓子和血流动力学改变都可以引起脑卒中。根据解剖结构和发病机制，脑卒中的病因可归为以下几类。

1.血管壁病变

血管壁病变以高血压动脉硬化和动脉粥样硬化所致的血管损害最为常见，其次为结核分枝杆菌、梅毒、结缔组织疾病和钩端螺旋体等所致的动脉炎，再次为先天性血管病（如动脉瘤、血管畸形和先天性狭窄）以及各种原因（如外伤、颅脑手术、插入导管、穿刺、药物、毒物等）所致的血管损伤。

2.心脏病和血流动力学改变

高血压、低血压或血压的急剧波动，以及心功能障碍、传导阻滞、风湿性或非风湿性心脏瓣膜病、心肌病变及心律失常，特别是心房颤动等均是脑卒中的病因。

3.血液成分和血液流变学改变

各种原因导致的高黏血症，如脱水、红细胞增多症、高纤维蛋白原血症等，另外还有凝血机制的异常，特别是应用抗凝药物、避孕药物、弥散性血管内凝血和各种血液性疾病等。

4.其他病因

空气、脂肪、癌细胞和寄生虫等栓子，以及脑血管受压、外伤、痉挛等。

二、脑卒中的临床表现

（一）短暂性脑缺血发作（TIA）的临床表现

1.一般特点

发病突然，局部脑或视网膜功能障碍历时短暂，最长不超过24h，不留后遗症状。微栓塞导致的脑缺血范围很小，一般神经功能缺损的范围和严重程度比较有限。偶见新鲜松散的大血栓（如阵发性房颤）阻塞颈动脉后栓子很快破碎、自溶，血管再通，表现为短暂性、大面积严重的脑缺血症状。TIA常反复发作。

2.颈内动脉系统TIA的临床表现

临床表现与受累血管分布有关。

（1）大脑中动脉供血区的TIA：受累血管位于大脑中动脉供血区时，可出现缺血对侧肢体的单瘫、轻偏瘫、面瘫和舌瘫，可伴有偏身感觉障碍和对侧同向偏盲，优势半球受损常出现失语和失用，非优势半球受损可出现空间定向障碍。

（2）大脑前动脉供血区的TIA：大脑前动脉供血区受累时，可出现人格和情感障碍、对侧下肢无力等。

（3）颈内动脉眼支供血区的TIA：颈内动脉眼支供血区受累时，可表现为眼前灰感、云雾状或视物模糊，甚至为单眼一过性黑矇、失明。

（4）颈内动脉主干供血区的TIA：颈内动脉主干供血区受累时，可表现为眼动脉交叉瘫［患侧单眼一过性黑矇、失明和（或）对侧偏瘫及感觉障碍］，Horner交叉瘫（患侧Horner征、对侧偏瘫）。

3.椎-基底动脉系统TIA的临床表现

椎-基底动脉系统TIA最常见的临床表现是眩晕、平衡障碍、眼球运动异常和复视。可有单侧或双侧面部、口周麻木，单独出现或伴有对侧肢体瘫痪、感觉障碍，呈现典型或不典型的脑干缺血综合征。

此外，椎-基底动脉系统TIA还可出现特殊的临床综合征，如跌倒发作（drop attack）、短暂性全面遗忘症（transient global amnesia，TGA）、双眼视力障碍发作等。

值得注意的是，椎-基底动脉系统TIA患者很少出现孤立的眩晕、耳鸣、恶心、晕厥、头痛、失禁、嗜睡或癫痫等症状，往往合并有其他脑干或大脑后动脉供血区缺血的症状和（或）体征。

（二）缺血性脑卒中的临床表现

1.发病特点

（1）脑血栓形成：常在安静或睡眠中发病，部分患者发病前有TIA的前驱症状，如肢体麻木、无力等，体征多在发病10余小时或1～2d达高峰，临床表现取决于梗死灶的大小和部位。

（2）脑栓塞：多在活动中急骤发病，无前驱症状，局灶性体征在数秒至数分钟达到高峰，多表现为完全性卒中。

2.临床表现

（1）颈动脉系统：累及颈动脉系统者表现为对侧偏瘫、偏身感觉障碍、同向性偏盲、失语、失用、失认、单眼一过性失明、精神异常等症状。

（2）椎-基底动脉系统：累及椎-基底动脉系统者表现为偏瘫、交叉瘫或四肢瘫、偏身感觉障碍、交叉性感觉障碍、偏盲、眩晕、呕吐、耳鸣、构音障碍、吞咽困难、共济失调等。

（三）出血性脑卒中的临床表现

1.发病特点

（1）脑出血：常在活动中或情绪激动时突然起病，一般无前驱症状，少数可有头晕、头痛及肢体无力等，发病后症状在数分钟至数小时内达到高峰，血压明显升高，并出现头痛、呕吐、肢体瘫痪等症状，临床表现取决于出血量和出血部位。

（2）蛛网膜下腔出血：突然起病，数秒钟或数分钟快速发生的头痛是最常见的起病方式，患者能清楚描述发病时间和情景，情绪激动、剧烈运动是常见的发病诱因。

2.临床表现

（1）脑出血：①基底节区脑出血表现为对侧偏瘫、偏身感觉障碍和同向性偏盲、失语、病理征阳性。②脑干出血表现为交叉瘫、病变侧面瘫和对侧偏瘫、头和双眼同向凝视病变对侧、病理征阳性。③小脑出血可出现眩晕、共济失调、频繁呕吐、后枕部疼痛等症状。④脑室出血表现为头痛、呕吐、颈部僵硬、意识下降。

（2）蛛网膜下腔出血：突发剧烈头痛是动脉瘤性蛛网膜下腔出

血最常见的症状，往往被患者描述为此生最为剧烈的、呈炸裂样并立刻达到最严重程度的头痛。蛛网膜下腔出血多在活动中或情绪激动时发病，可伴有恶心呕吐、颈项强直、畏光、短暂性意识丧失或局灶性神经功能障碍（主要表现为脑神经麻痹症状）。

三、脑卒中的临床干预

（一）短暂性脑缺血发作的临床干预

短暂性脑缺血发作（TIA）是急症。TIA发病后2d或7d内为脑卒中的高风险期，对患者进行紧急评估与干预可以降低脑卒中的发生风险。

1.药物治疗

（1）抗血小板治疗：非心源性栓塞性TIA推荐抗血小板治疗。依据病程的长短和卒中复发风险的高低，给予单抗治疗或持续21d、90d的双抗治疗。

（2）抗凝治疗：心源性栓塞性TIA一般推荐抗凝治疗，可在神经影像学检查排除脑出血后尽早开始实施。抗凝治疗的药物主要包括肝素、低分子肝素、华法林及新型口服抗凝药（如达比加群酯、利伐沙班、阿哌沙班、依度沙班等）。

一般短期使用肝素后改为口服抗凝药物治疗。使用华法林口服治疗，应将INR水平控制在2.0～3.0，用药量根据INR水平进行调整。

频繁发作的TIA或椎－基底动脉系统TIA，以及抗血小板治疗无效的病例也可考虑抗凝治疗。

对于人工心脏瓣膜置换术后等脑卒中高风险的TIA患者，口服抗凝剂治疗无效时还可加用小剂量阿司匹林或双嘧达莫联合治疗。

（3）扩容治疗：纠正低灌注，适用于血流动力型TIA。

（4）溶栓治疗：若TIA再次发作，临床有脑梗死的可能，不应等待，应立即按照脑卒中指南积极进行溶栓治疗。

（5）其他治疗：对有高纤维蛋白原血症的TIA患者，可选用降纤溶酶治疗。活血化瘀的中药制剂对TIA患者也可能有一定的治疗作用。

2.外科治疗和血管介入治疗

对适合颈动脉内膜切除术或颈动脉血管成形和支架植入术者，最好在48h之内手术，不应延误治疗。

3.控制危险因素

针对可能存在的脑血管病的危险因素，如高血压、糖尿病、血脂异常、心脏疾病等要进行积极有效的治疗；同时应建立健康的生活方式，合理运动，避免酗酒，适度减轻体重。控制危险因素是预防TIA复发的关键。

4.TIA短期脑卒中风险评估

TIA与缺血性脑卒中有着密不可分的联系。大量研究显示，TIA患者短期内有很高的脑卒中发生风险。相关荟萃分析指出，TIA患者发病后第2天、第7天、第30天和第90天内的脑卒中发生风险分别为3.5%、5.2%、8.0%和9.2%。上述数据证实TIA是急性缺血性脑血管病危险因素之一，是缺血性脑卒中的高危信号。

TIA发病后2～7d为脑卒中的高风险期，优化医疗资源配置，建立以ABCD2评分（见表2-3-1）分层以及影像学为基础的急诊医疗模式，尽早启动TIA的评估与二级预防是预防脑卒中的关键措施。

表2-3-1 ABCD2评分量表

评分项目		得分（分）
A：年龄≥60岁		1
B：血压≥140/90mmHg		1
C：临床表现	单侧肢体无力	2
	有言语障碍而无肢体无力	1
D：症状持续时间	≥60min	2
	10～59min	1
D：糖尿病（需口服降血糖药物或应用胰岛素治疗）		1

注：ABCD2评分总分为0～7分。0～3分判定为低危人群；4～5分为中危人群；6～7分为高危人群。

症状发作在72h内并存在以下情况之一者，建议入院治疗：①ABCD2评分>3分；②ABCD2评分0～2分，但门诊不能在2d之内完成系统检查；③ABCD2评分0～2分，并有其他证据提示症状由局部缺血造成，如磁共振弥散已显示对应小片状缺血灶。

（二）缺血性脑卒中的临床干预

1.缺血性脑卒中临床干预的原则

（1）超早期治疗："时间就是大脑"，发病后尽早选择最佳治疗方案，挽救缺血半暗带。

（2）个体化治疗：根据患者年龄、缺血性卒中类型、病情严重程度和基础疾病采取最适合的治疗。

（3）整体化治疗：采取针对性治疗，同时进行支持治疗和早期康复治疗，对卒中危险因素及时采取预防性干预。

2.一般处理

（1）吸氧和通气支持：维持血氧饱和度>94%；有气道受累者，需要气道支持和辅助通气；无低氧血症患者不常规吸氧。

（2）心脏监测和心脏病变处理：常规进行心电图检查，有条件者可根据病情进行24h或更长时间的心电监护，以便早期发现阵发性心房纤颤或严重心律失常等心脏病变，避免或慎用增加心脏负担的药物。

（3）控制体温：对于体温>38℃的患者，应给予退热措施。对于体温升高患者，应积极寻找原因，如存在感染则应给予抗生素治疗。

（4）血压控制：①准备溶栓者，血压应控制在收缩压<180mmHg、舒张压<100mmHg。②发病72h内，通常收缩压≥200mmHg或舒张压≥110mmHg，或伴有急性冠脉综合征、急性心衰、主动脉夹层、先兆子痫、子痫等其他需要治疗的合并症，才可缓慢降压治疗，且在卒中发病最初24h内降压一般不应超过原有血压水平的15%。可选用拉贝洛尔、尼卡地平等静脉给药，避免使用引起血压急剧下降和不易调控血压的药物，如舌下含服短效硝苯地平。③卒中后，若病情稳定，血压持续≥140mmHg/90mmHg，可于发病数天后恢复发病前使用的降压药物或开始启动降压治疗。④对于卒中后低血压和低血容量的患者，应积极寻找和处理原因，必要时采用扩容升压措施，可静脉输注0.9%氯化钠溶液纠正低血容量，纠正可能引起心排血量减少的心律失常。

（5）控制血糖：脑卒中急性期高血糖较常见，可以是原有糖尿病的表现或应激反应。血糖>10.0mmnol/L时，应给予胰岛素治疗，并加强血糖监测，注意避免低血糖，血糖水平可控制在7.7～10.0mmol/L。

3.特殊治疗

特殊治疗包括挽救缺血半暗带治疗（静脉溶栓和血管内介入治疗）、抗血小板聚集治疗、抗凝治疗、降纤维蛋白原治疗、扩容治疗、其他改善循环的治疗、脑保护治疗、症状性颈动脉狭窄治疗等。

（1）挽救缺血半暗带治疗：急性脑梗死病灶由缺血中心区及其周围的缺血半暗带组成。缺血中心区的脑组织发生不可逆性损害，而缺血半暗带的局部脑组织存在残留血流和（或）侧支循环，尚有大量存活的神经元，如能在短时间内迅速恢复缺血半暗带的血流，则该区的脑组织功能是可逆的，神经细胞可存活并恢复功能。

1）急诊静脉溶栓治疗：超早期溶栓治疗是迅速恢复缺血半暗带血流灌注的理想方法。循证医学依据提示，溶栓治疗是目前治疗急性脑梗死唯一有效的手段。静脉溶栓具有时间依赖性，溶栓越早，效果越好。因此，对于急性缺血性脑卒中患者仍处于黄金救治时间窗内的，应按照适应证和禁忌证严格筛选患者，尽快给予静脉溶栓治疗，后转入卒中单元或神经重症监护病房进一步治疗。国际上通常使用的溶栓药物有重组组织型纤溶酶原激活剂（rt-PA）和替奈普酶（TNK）。我国目前常用的溶栓药物为rt-PA和尿激酶（UK），已有部分医院在使用TNK。

2）急诊血管内介入治疗：对于发病时间不明或超过静脉溶栓时间窗的急性缺血性脑卒中患者，若多模影像学评估符合血管内介入治疗适应证，则应尽快启动血管内介入治疗，术后转入卒中单元或神经重症监护病房进一步治疗。

近年来，随着介入材料和技术的发展，血管内治疗显著提高了闭塞血管再通率，延长了治疗时间窗，显示出良好的应用前景。血管内治疗包括动脉溶栓、机械取栓、机械碎栓、机械拉栓和急诊血管成形术等。

（2）抗血小板聚集治疗：对于无抗血小板聚集治疗禁忌证的患

者，则应在发病后尽早给予抗血小板聚集治疗药物，包括阿司匹林和（或）氯吡格雷等。

（3）抗凝治疗：对于心房颤动或有高度再栓塞风险的心源性疾病、动脉夹层或高度狭窄的患者，推荐抗凝治疗，以预防再栓塞或栓塞继发血栓形成。在抗凝治疗期间，应密切监测凝血功能。

（4）降纤维蛋白原治疗：降纤维蛋白原治疗有轻度溶栓和抑制血栓形成的作用，使用中应注意出血风险。

（5）扩容治疗：扩容治疗可纠正低灌注，扩容升压有助于改善预后。

（6）其他改善循环的治疗：丁苯酞、人尿激肽原酶是近年国内开发的两种新药，对脑缺血和微循环均有一定改善作用。

（7）脑保护治疗：脑保护剂包括氧自由基清除剂、阿片受体阻断剂、电压门控性钙通道阻断剂、兴奋性氨基酸受体阻断剂和镁离子等，其通过降低脑代谢、干预缺血引发的细胞毒性等机制减轻缺血性脑损伤，包括胞磷胆碱钠、依达拉奉右莰醇等药物。

（8）症状性颈动脉狭窄治疗：症状性颈动脉狭窄治疗有助于改善脑血流灌注。择期血管内治疗包括脑动脉球囊扩张术、支架植入术（CAS）等；外科手术治疗包括颈动脉内膜切除术（CEA）等。

（三）出血性脑卒中的临床干预

出血性脑卒中的临床干预原则为脱水降颅压、调整血压、防治继续出血、加强护理、防治并发症、降低死亡率和致残率。

1.脑出血

（1）一般处理

①脑出血患者一般应卧床休息2～4周，保持安静，避免情绪激动和血压升高。

②血压管理：对于收缩压＞220mmHg的脑出血患者，应积极使用静脉降压药物进行降压治疗；对于收缩压＞180mmHg的脑出血患者，可使用静脉降压药物进行降压治疗，并根据患者临床表现调整降压速度，临床上通常将160/90mmHg作为降压目标参考值。研究表明，脑出血早期积极将收缩压降到140mmHg是安全的。

③血糖管理：将血糖水平控制在7.7 ～ 10.0mmol/L，避免血糖过高或过低。

④体温管理：一般主张维持正常体温。需要注意的是，患者亦可因感染等出现发热，此时应该针对病因进行治疗。

⑤止血治疗：由于氨基己酸等止血药物疗效尚不确定，且可能增加血栓栓塞的发生风险，故不推荐常规使用。

（2）颅内压（ICP）增高的处理

①卧床休息，抬高床头约30°，以增加颈静脉回流，降低颅内压，头位于中线上，避免过度屈伸颈部，同时严密观察生命体征和瞳孔大小及反射等。

②对于需要行气管插管或其他类似操作的患者，应视具体情况应用镇静剂。

③药物治疗：若患者有颅内压增高的临床或影像学表现，或实测ICP≥22mmHg，可应用脱水剂，首选20%甘露醇，也可考虑使用甘油果糖、利尿剂、白蛋白、高渗盐水、糖皮质激素等，用量及疗程依个体情况而定。

④颅内压和脑灌注压监测：对于格拉斯哥昏迷评分（GCS）在3 ～ 8分的患者，可放置ICP监测装置，并维持ICP＜22mmHg、脑灌注压（CPP）在60 ～ 70mmHg。

（3）抗癫痫治疗

①预防性抗癫痫治疗能显著减少脑叶出血的临床癫痫发作。

②对于有临床癫痫发作的脑出血患者，应使用抗癫痫药物治疗。

③对于疑似癫痫发作的患者，应考虑持续监测脑电图，若脑电图监测提示存在癫痫性放电，应给予抗癫痫药物治疗。

（4）外科治疗：外科治疗的主要目标在于及时清除血肿、解除脑压迫、缓解严重颅内高压及脑疝、挽救患者生命，并尽可能降低血肿压迫、细胞毒性物质释放导致的继发性脑损伤。外科治疗方式包括脑室外引流术、去骨瓣减压术、开颅血肿清除术。

（5）预防并发症：脑出血后最常见的并发症为误吸、肺炎、呼吸衰竭/窘迫、深静脉血栓、肺动脉血栓和脓毒血症等。吞咽困难和误吸是发生肺炎的主要危险因素。对这些并发症的管理，应做到预防为主，尽早确诊，及时治疗。

2.蛛网膜下腔出血

（1）一般处理及对症治疗：严密监测体温、瞳孔、心电、意识、肢体功能等，监测间隔时间不应超过1h。绝对卧床4～6周，避免用力、情绪激动，及时应用镇静、镇痛、镇吐、镇咳药物。痫性发作时，可以短期应用抗癫痫药物。

（2）降低颅内压：有颅内压升高者，应适当限制液体入量，防治低钠血症；另外使用脱水药物（如甘露醇、甘油果糖等）降低颅内压。

（3）血压管理：收缩压控制在160mmHg以内，但不宜过低。平均动脉压应控制在90mmHg以上，以保持足够的脑灌注压。因此，应选用便于调控的降血压药物。

（4）防治脑血管痉挛和迟发性脑缺血：早期尽可能地清除蛛网膜下腔积血是预防脑血管痉挛的有效手段。尼莫地平能够显著降低脑血管痉挛引起的致死率和致残率，应遵循早期、全程、足量、安全的应用原则。

经过药物治疗后患者症状仍进行性加重或突然出现局灶性神经功能缺损时，应尽快行DSA检查和（或）血管内治疗，主要方法包括动脉灌注抗脑血管痉挛药物和针对痉挛血管的球囊扩张术等。

（5）防治脑积水：脑积水是动脉瘤性蛛网膜下腔出血的常见并发症，处理方式包括脑室外引流和腰大池引流等。

（6）颅内动脉瘤的手术治疗：手术治疗的主要目标是闭塞颅内动脉瘤，以防止动脉瘤再出血，主要有血管内治疗和开颅夹闭两种方法。

四、脑卒中的相关辅助检查

1.血液检查

血液检查是排除其他疾病和判断引起脑卒中病因的常规检查，包括血常规、血黏度、血脂、血糖、肝肾功能、血尿酸及同型半胱氨酸等。

2.心脏检查

心房颤动、心脏瓣膜病变、卵圆孔未闭等是脑栓塞的常见病因，通过心电图、超声心动图、经食管心脏彩超、右心室声学造影等可以协助诊断患者是否是心源性脑卒中。

3.头颅CT平扫

头颅CT是区分出血性卒中和缺血性卒中最快捷、准确的检查手段，也是临床急诊就诊时脑卒中患者的首选检查。

脑梗死在CT上表现为低密度灶，低密度灶的分布与血管供应区分布一致。

脑内血肿的CT表现和病程有关。新鲜血肿为边缘清楚、密度均匀的高密度灶，周围有低密度水肿带；随着血肿的吸收和消退，高密度灶向心性缩小，周边低密度带增宽；约4周后变成低密度灶。

4. 头颅磁共振检查

头颅磁共振（MRI）主要看大脑结构。不同序列的MRI能显示梗死区域脑组织受损坏的不同状态，是判断脑梗死性质、制定进一步治疗方案的可靠依据。体内有金属物（如起搏器或金属假体等）的患者无法进行MRI检查。

5. 血管评估和组织灌注检查

（1）经颅多普勒检查：经颅多普勒超声检查（TCD）或经颅多普勒彩色超声检查（TCCD）通过脑动脉血液流动的速度、频谱的形态等来判断血管是否有狭窄。当颅外颈动脉狭窄或闭塞时，应检测颅内血管侧支循环的建立情况。此外，该检查还能够检测微栓子的产生，有助于辅助诊断卵圆孔未闭。

（2）颈部血管彩色超声检查：血管超声可以观察颈部血管是否存在狭窄、斑块，是识别斑块性质和形态最简单易行、最准确的方法。及早发现血管的病变，予以对症处理，可以更好地预防脑卒中的发生。

（3）CT血管三维成像（CTA）：CTA检查无创，可清楚地显示大血管狭窄的程度、血管阻塞的部位，从而帮助临床制定个体化治疗方案。

（4）CT头颅血管灌注成像（CTP）：CTP能够显示脑组织灌注量，对急性缺血性脑血管病的早期诊断和指导溶栓、血管内治疗有重要价值。

（5）磁共振头颅血管成像（MRA）：MRA检查无创，不需要造影剂，主要用于颅内血管狭窄及斑块的筛查。但MRA可能会夸大狭窄度，在显示硬化斑块方面亦有一定局限性。体内有金属物（如起搏器或金属假体等）的患者无法进行MRA检查。

（6）磁共振灌注成像（PWI）：PWI可显示核心梗死区和缺血半暗带，是治疗时间窗或缺血半暗带存活时间的客观影像学依据，可为临床血管再通治疗以及脑保护治疗提供依据。

（7）全脑血管造影（DSA）：DSA是脑血管评估的金标准，可清晰显示全脑血管的走行、有无狭窄、闭塞，了解病变的部位、范围、程度和侧支循环形成情况，了解并存的血管病变，如动脉瘤、血管畸形等。

五、脑卒中的早期识别

脑卒中发病急、病情进展迅速、后果严重。发生脑卒中后，每分钟大约有190万个脑细胞死亡，脑组织及其所支配的运动、语言、认知及情感等多个功能也将同步逐渐丧失。但是，如果脑卒中症状能够被早期识别，患者在发病4.5h内被及时送至有救治脑卒中患者能力的医院，并得到规范的血管开通治疗，多数可以明显恢复，甚至完全恢复，健康良好的生活质量也将得到挽救。因此，及时发现脑卒中的早期症状极其重要，越早发现，越早诊治，治疗和康复效果也就越好。

时间就是大脑，时间就是生命。

1.早期识别

患者突然出现以下任一症状时应考虑脑卒中的可能：①一侧肢体（伴或不伴面部）无力或麻木；②一侧面部麻木或口角歪斜；③说

话不清或理解语言困难；④双眼向一侧凝视；⑤一侧或双眼视力丧失或模糊；⑥眩晕伴呕吐；⑦既往少见的严重头痛、呕吐；⑧意识障碍或抽搐。

2.自我快速识别

2003年，国际上推出一套公众自我识别3个卒中症状的方法：一是脸不对称，二是胳膊抬不起来，三是说话不清楚。

由于脑结构的复杂性，大脑、小脑等不同部位血管闭塞表现的症状不同，近两年在此基础上又增加了两个识别症状：身体难平衡，眼睛看不清。这两个症状的增加可以使公众在家自我识别卒中率由原来的70%提高到90%以上。

2021年7月，中国卒中学会在第七次学术年会期间正式发布了识别卒中早期症状的"BE FAST"口诀，前5个字母各代表一个早期症状，最后1个字母是提醒一旦发现卒中症状，就要马上拨打急救电话（120），立刻就医。

BE FAST法可快速辨别卒中（见图2-3-1）。

"B"——Balance是指平衡，平衡或协调能力丧失，突然出现行走困难；

"E"——Eyes是指眼睛，突发的视力变化，视物困难；

"F"——Face是指面部，面部不对称，口角歪斜；

"A"——Arms是指手臂，手臂突然无力感或麻木感，通常出现在身体一侧；

"S"——Speech是指语言，说话含混、不能理解别人的语言；

"T"——Time是指时间，出现以上任何一种或者多种症状，无论病情轻重，请勿等待症状自行消失，立即拨打急救电话（120）。

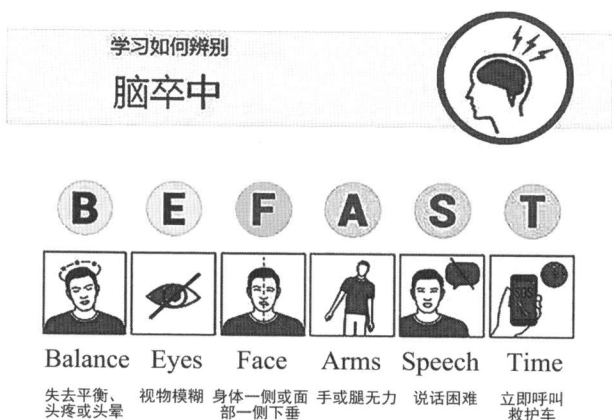

图 2-3-1 BE-FAST 识别方法及内容

六、脑卒中的早期救治

（一）院前处置

院前处置的关键是迅速识别疑似脑卒中的患者，并拨打急救电话（120），尽快就医，进行对症治疗，改善预后。

1.现场处置

（1）家属：立即拨打急救电话（120），同时记录发病时间（以最后表现正常的时间作为起病时间）、近期病史、既往病史、用药情况，发病时勿擅自处理及服药，安心等待救护车转运，就近治疗。

（2）救护人员：①处理气道、循环、呼吸问题；②开通静脉通路；③心脏监测；④评估有无低血糖。

2.转运

（1）推荐将疑似脑卒中患者在最短时间内送至最近的有卒中救

治能力的卒中中心。

（2）对疑似脑卒中的患者进行评估，并给予适当处置，危及生命的情况得到初步控制后，即可以开始转运患者。在转运途中，应严密观察患者生命体征、意识等，持续做好病情观察和监护措施。

（二）院内处置

急救人员及时将患者信息、病情、发病时间、脑卒中严重程度、生命体征、预计到院时间与移动轨迹等发送至目的地医院，院方脑卒中团队提前做好接车准备，提前启动院内绿色通道，并及时将反馈信息通过平台发送至急救人员，有助于急救人员提高识别的准确性。

"时间就是大脑"，快速的血流重建是治疗急性缺血性脑卒中的核心。因此，到院后的及时评估病情和快速诊断至关重要。医院应迅速启动绿色通道，优先处理和收治急性脑卒中患者，按诊断流程对疑似脑卒中患者进行快速诊断和处置。

结合我国国情，启动先诊疗后付费或边诊疗边付费、医护陪同检查等具体方法，可有助于减少院内延误。

七、缺血性脑卒中和短暂性脑缺血发作的二级预防

循证而有效的二级预防策略是减少患者复发、致残和死亡的重要手段。依据中华医学会神经病学分会及其脑血管病学组组织相关专家制定的《中国缺血性卒中和短暂性脑缺血发作二级预防指南2022》，主要包含了危险因素控制和二级预防治疗等措施。

（一）危险因素控制

1.高血压

既往未接受降压治疗的缺血性脑卒中或TIA患者，发病数天且

病情稳定后，若收缩压 ≥ 140mmHg 或舒张压 ≥ 90mmHg，且无绝对禁忌，则可启动降压治疗。

既往有高血压病史且长期服药的缺血性脑卒中或 TIA 患者，如无绝对禁忌，发病数天且病情稳定后，可以重新启动降压治疗；对于血压 < 140/90mmHg 的患者，启动降压治疗的获益并不明确。

关于降压目标，若患者能耐受，则推荐将收缩压降至 130mmHg 以下，舒张压降至 80mmHg 以下；对于颅内大动脉狭窄（狭窄程度为 70% ～ 99%）导致的缺血性卒中或 TIA 患者，若患者能耐受，则推荐收缩压降至 140mmHg 以下，舒张压降至 90mmHg 以下；对于低血流动力学导致的脑卒中或 TIA 患者，应权衡降压速度与幅度对患者耐受性及血流动力学的影响。

降压药物的种类和剂量以及降压目标值应个体化，应全面考虑药物、脑卒中特点和患者个体情况三方面的因素。

2.高胆固醇血症

对于非心源性缺血性脑卒中或 TIA 患者，LDL-C 水平 ≥ 2.6mmol/L（100mg/dL），推荐给予高强度他汀类药物治疗（见表2-3-2），以降低脑卒中复发风险。

表2-3-2　不同剂量的他汀类药物及其对应的降脂强度

他汀种类	剂量（mg）		
	低强度降脂	中等强度降脂	高强度降脂
阿托伐他汀		10 ～ 20	40 ～ 80
瑞舒伐他汀		5 ～ 10	20
氟伐他汀		80	
洛伐他汀	10 ～ 20	40	
匹伐他汀	1	2 ～ 4	
普伐他汀	10 ～ 20	40 ～ 80	
辛伐他汀	10	20 ～ 40	

对于合并颅内外大动脉粥样硬化证据的非心源性缺血性脑卒中或 TIA 患者，推荐给予高强度他汀治疗，需要时联合依折麦布，将 LDL-C 水平控制在 1.8mmol/L（70mg/dL）及以下，或将 LDL-C 水平降低 50% 及以上，以降低脑卒中和心血管事件的发生风险。

对于极高危缺血性脑卒中患者，若给予最大耐受剂量他汀类药物治疗后，LDL-C 仍高于 1.8mmol/L，则推荐联合应用依折麦布；若他汀类药物与依折麦布联合治疗后，LDL-C 水平仍未达到目标水平，则推荐联合使用 PCSK9 抑制剂治疗以预防动脉粥样硬化性心脏病和血管类疾病（ASCVD）事件的发生。

对于他汀类药物不耐受或有他汀类药物治疗禁忌证的患者，根据 LDL-C 水平目标值，可考虑使用 PCSK9 抑制剂或依折麦布。

对于合并高胆固醇血症的缺血性脑卒中或 TIA 患者，在启用他汀类药物治疗 4 ～ 12 周后，应根据空腹血脂水平和安全性指标（肝转氨酶和肌酶）评估使用降低 LDL-C 药物的治疗效果，并调整生活方式，之后每 3 ～ 12 个月基于需要根据药物调整情况评估药物治疗的依从性和安全性。长期使用他汀类药物治疗总体上是安全的。对于有脑出血病史的非心源性缺血性脑卒中或 TIA 患者，则应权衡风险和获益合理使用他汀类药物。

3. 糖尿病前期和糖尿病

（1）糖尿病、糖尿病前期或胰岛素抵抗是缺血性脑卒中复发或死亡的独立危险因素，应重视对脑卒中患者糖代谢状态的筛查。

（2）缺血性脑卒中或 TIA 患者发病后接受空腹血糖、HbA1c 或 OGTT 筛查糖代谢异常。

（3）对于合并糖尿病的缺血性脑卒中或 TIA 患者，急性期后血糖控制目标值应个体化，警惕低血糖事件带来的危害。

（4）对于合并糖尿病的缺血性脑卒中或TIA患者，建议进行包括生活方式干预（健康饮食、规律体力活动和戒烟等）、营养支持、糖尿病自我管理教育和降糖药物的综合治疗；可考虑选择已被证明对降低心脑血管事件（包括脑卒中、心肌梗死、血管性死亡）风险有益的GLP1受体激动剂、SGLT-2抑制剂等新型降糖药物。

（5）对于合并胰岛素抵抗的近期发生缺血性脑卒中的患者或TIA非糖尿病患者，在排除禁忌证后，应用吡格列酮对预防卒中复发可能有益。

4.吸烟

（1）有吸烟史的缺血性脑卒中或TIA患者均应戒烟。

（2）无论有无吸烟史，缺血性脑卒中或TIA患者均应远离吸烟场所，避免被动吸烟。

（3）可采取综合性控烟措施对包括有卒中病史的吸烟者进行干预，主要戒烟手段包括心理疏导、尼古丁替代疗法或口服戒烟药物（安非他酮或伐尼克兰等）。

5.阻塞性睡眠呼吸暂停

对于缺血性脑卒中或TIA合并阻塞性睡眠呼吸暂停患者，采用正压通气治疗有助于神经功能恢复及相关症状改善。

6.高同型半胱氨酸血症

对近期发生缺血性脑卒中或TIA合并高同型半胱氨酸血症的患者，补充叶酸、维生素B_6以及维生素B_{12}可降低血同型半胱氨酸水平，但尚无证据支持降低同型半胱氨酸水平能够降低脑卒中的复发风险。

7.生活方式

（1）饮食与营养：缺血性脑卒中或TIA患者膳食种类应多样化，

能量和营养的摄入应合理，增加全谷、豆类、水果、蔬菜和低脂奶制品的摄入，减少饱和脂肪酸和反式脂肪酸的摄入。缺血性脑卒中或TIA患者可适度减少钠的摄入量、增加钾的摄入量，推荐食用含钾代盐，有益于降低血压，进而降低脑卒中复发风险。对于缺血性脑卒中或TIA患者，推荐在住院后及时进行营养风险评估；对于有营养风险的脑卒中患者，推荐制定基于个体化的营养计划，给予营养干预，并定期筛查，以减少不良预后的发生风险。

（2）身体活动：由专业人员对合并运动障碍的慢性期缺血性卒中患者进行充分的运动能力筛查，制定个体化运动方案，并进行监督。对于有活动能力的缺血性脑卒中或TIA患者，在急性期后，推荐进行每周至少3～4次，每次至少10min的中等强度（如快走）有氧运动；或每周至少2次，每次至少20min的有氧运动（如快走、慢跑）。对于中度亚急性缺血性脑卒中患者（NIHSS评分5～12分），不推荐进行有氧运动训练。

（3）饮酒：推荐缺血性脑卒中或TIA患者戒酒或减少酒精摄入量。对尚未戒酒者，饮酒应适度，每日酒精摄入量不应超过15g。

（4）肥胖：对于超重或肥胖的缺血性脑卒中或TIA患者，减重可以降低动脉粥样硬化性心脑血管疾病的发生风险。对于肥胖的缺血性脑卒中或TIA患者，推荐根据个体情况采用多种强化改变生活方式的行为策略，以实现体重达标。

（二）二级预防治疗

1.非心源性缺血性脑卒中和TIA

（1）不合并颅内、外动脉狭窄的缺血性脑卒中和TIA患者的抗血小板药物治疗：推荐给予口服抗血小板药物预防卒中及其他心血管事件的发生。

对发病在24h内、非心源性轻型缺血性脑卒中（NIHSS评分≤3分）或高风险TIA（ABCD2评分≥4分）患者，如无药物禁忌，推荐给予氯吡格雷（75mg）联合阿司匹林（75～100mg）双联抗血小板治疗21d（首次剂量给予氯吡格雷负荷剂量300mg和阿司匹林75～300mg），后改为单药抗血小板治疗。

推荐进行CYP2C19基因快检，明确氯吡格雷是否能正常代谢，以决定下一步的治疗决策；如为CYP2C19功能缺失等位基因携带者，推荐给予替格瑞洛联合阿司匹林治疗21d，此后继续使用替格瑞洛（90mg，2次/d）单药治疗。

（2）合并有颅内、外动脉狭窄的缺血性脑卒中和TIA患者的抗血小板药物治疗：对发病在24h内、非心源性轻型缺血性脑卒中（NIHSS评分≤5分）或TIA高风险（ABCD2评分≥4分）患者，且伴有同侧颅内动脉轻度以上狭窄（狭窄率＞30%）的，推荐给予阿司匹林联合替格瑞洛（90mg，2次/d）双抗治疗，30d后改为单药抗血小板治疗，临床医师应充分权衡该治疗方案带来的获益和出血风险。对发病在30d内伴有症状性颅内动脉严重狭窄（狭窄率为70%～99%）的缺血性脑卒中或TIA患者，推荐给予阿司匹林联合氯吡格雷治疗90d，此后阿司匹林或氯吡格雷单药可作为长期二级预防用药。

对于伴有症状性颅内或颅外动脉狭窄（狭窄率为50%～99%）或合并有两个以上危险因素的TIA或非急性缺血性脑卒中患者，推荐给予西洛他唑，联合阿司匹林或氯吡格雷个体化治疗。

对于主动脉弓粥样硬化斑块引起的缺血性脑卒中或TIA患者，推荐抗血小板治疗预防卒中复发。

对于非心源性TIA及缺血性脑卒中患者，不推荐常规长期应用阿司匹林联合氯吡格雷或三联抗血小板治疗。

2.心源性栓塞

（1）心房颤动：对于合并非瓣膜性心房颤动的缺血性脑卒中或TIA患者，无论是阵发性、持续性还是永久性心房颤动，均推荐口服抗凝药物以降低卒中复发风险。首选新型口服抗凝药物，如利伐沙班等。华法林的目标剂量是维持INR在2.0 ～ 3.0。若不能接受抗凝治疗，则推荐应用阿司匹林单药治疗；也可以选择阿司匹林联合氯吡格雷抗血小板治疗，但应注意出血风险。

启动抗凝治疗的时机：对于脑梗死出血转化高风险的患者，可以推迟到发病14d后启动抗凝治疗；对于出血转化低风险的患者，可考虑发病后2 ～ 14d内启动抗凝治疗来降低卒中复发风险；对于TIA患者，可及时启动抗凝治疗以降低卒中风险。

如果患者存在终身抗凝治疗禁忌证，但能耐受抗凝治疗45d的，则可以考虑进行左心耳封堵术，以降低卒中复发和出血风险。

（2）其他心源性栓塞

1）急性心肌梗死相关的左心室血栓形成：①对于合并左心室血栓的缺血性脑卒中或TIA患者，推荐使用华法林抗凝治疗至少3个月（INR在2.0 ～ 3.0），以降低卒中的复发风险。②对于合并新的左心室血栓（＜3个月）的缺血性脑卒中或TIA患者，直接口服抗凝药物降低卒中复发风险的有效性及安全性尚不确定。③对于急性前壁心肌梗死伴左心室射血分数降低（＜50%）但无左心室血栓证据的缺血性脑卒中或TIA患者，推荐进行至少3个月的口服抗凝药物治疗，以降低心源性卒中的复发风险。

2）心脏瓣膜病：①对于合并瓣膜性心房颤动（即中重度二尖瓣狭窄或机械心脏瓣膜病合并心房颤动）的缺血性脑卒中或TIA患者，

推荐使用华法林抗凝治疗以降低卒中的复发风险。②对于合并主动脉瓣或非风湿性二尖瓣病变（如二尖瓣环钙化或二尖瓣脱垂）的缺血性脑卒中或TIA患者，若没有心房颤动或其他抗凝指征，则推荐抗血小板治疗以降低卒中的复发风险。③对于植入生物瓣膜的缺血性脑卒中或TIA患者，若没有心房颤动及其他抗凝指征，则推荐瓣膜置换术后华法林抗凝3～6个月，然后长期使用阿司匹林抗血小板治疗。④对于接受机械瓣膜置换的患者，若瓣膜置换前有过缺血性脑卒中或TIA病史，且出血风险低，则推荐在华法林抗凝的基础上加用阿司匹林。

3）心脏肿瘤：在缺血性脑卒中或TIA患者中，若发现位于左心系统的心脏肿瘤，则手术切除肿瘤有助于降低卒中的复发风险。

3.症状性颅内动脉粥样硬化性缺血性脑卒中或TIA的非药物治疗

（1）对于症状性颅内动脉粥样硬化性重度狭窄（70%～99%）的患者，若接受阿司匹林联合氯吡格雷治疗，严格控制收缩压＜140mmHg以及强化他汀类药物治疗后，症状仍有进展或再发卒中的，经严格和谨慎评估后可考虑行球囊成形术或支架成形术。与裸支架相比，药物支架可能会降低远期支架内再狭窄及卒中事件的发生风险。

（2）对于症状性颅内动脉粥样硬化性中度狭窄（50%～69%）的患者，与内科药物治疗相比，球囊成形术或支架成形术存在较高的致残与致死风险，不推荐此血管内治疗。

4.其他脑卒中病因的二级预防

（1）卵圆孔未闭（PFO）：对伴有PFO的病因不明的缺血性脑卒中患者，应进行恰当而全面的评估，以排除其他机制导致的卒中。

若全面评估后认为PFO与缺血性脑卒中可能存在因果关系，则推荐由患者、神经科与心脏科医师共同决策是否进行PFO封堵或药物治疗。

（2）动脉夹层：①对于颅外颈动脉或椎动脉夹层导致缺血性脑卒中或TIA的患者，抗栓治疗至少3～6个月，以预防卒中复发或TIA。若使用最佳药物治疗但仍出现明确的卒中复发事件，则可考虑支架植入术。②对于颅内动脉夹层导致的缺血性脑卒中或TIA患者，推荐使用抗血小板药物治疗，但需注意监测出血风险。

（3）肌纤维发育不良（FMD）：①对于仅伴有FMD而无其他病因的缺血性脑卒中或TIA患者，推荐抗血小板治疗、控制血压和改善生活方式，预防卒中复发。对于使用标准内科药物治疗后仍出现卒中复发的患者，行颈动脉血管成形术可能对预防缺血性脑卒中有效。②对于FMD伴发动脉夹层引起的缺血性脑卒中或TIA患者，可采用抗栓治疗。

（4）烟雾病：烟雾病患者发生缺血性脑卒中或TIA时，推荐对脑卒中危险因素进行有效管理，并进行个体化评估，以选择合适的颅内外血管搭桥手术时机和方式。推荐口服阿司匹林抗血小板治疗以降低卒中复发风险。当无法耐受阿司匹林或效果较差时，可以选择氯吡格雷或其他噻吩并吡啶类药物。长期服用抗血小板药物或服用两种及以上抗血小板药物存在增加出血风险。

（5）颈动脉蹼：对于仅伴有颈动脉蹼而无其他病因的缺血性脑卒中或TIA患者，可给予口服抗血小板治疗。对于使用标准内科药物治疗后仍出现卒中复发的患者，可考虑行支架植入术或颈动脉内膜剥脱术。

（6）血管炎：①对于自身免疫性血管炎相关性卒中患者，在治疗原发病的基础上，根据病情选择抗血小板药物治疗，并进行多学科协作管理。②对于感染性血管炎及肿瘤性血管炎相关卒中患者，在治疗原发病的基础上，根据病情选择抗血小板或抗凝药物治疗。

（7）癌症：对于合并癌症的缺血性脑卒中或TIA患者，根据癌症类型与分期，结合本次血管事件的病因，评估患者获益与风险，给予抗栓药物治疗。

八、出血性脑卒中的二级预防

出血性脑卒中二级预防是指针对再次脑血管病发病的预防。循证而有效的二级预防策略是减少患者出血性脑卒中复发、致残和死亡的重要手段。

（一）自发性脑出血的二级预防

高血压脑出血（HICH）是自发性脑出血中最常见的一种类型。

高血压脑出血是指大脑内动静脉或毛细血管在长期高血压及脑动脉硬化的作用下发生病变，进而导致血管破裂出血破入脑实质。相当一部分HICH患者经过治疗后会出现脑出血复发。而复发性HICH有着较初发HICH相近的致死率和更高的致残率，其病因多而复杂，治疗效果和预后也往往更差，对广大患者家庭和社会造成巨大的负担。故HICH复发和其二级预防的研究有着非常重要的临床意义。

1.复发原因

（1）高血压：高血压作为初发HICH的最重要的独立危险因素，也是复发性HICH的最重要病因之一。持续性高血压可导致小动脉微动脉瘤形成，尤其是小深穿支和皮质支更易受累。对于昼夜血压波动超过40mmHg以及收缩压在120～200mmHg之间波动的波动性高血压患者，血压骤升时可导致脑血流快速增加而使微动脉瘤破裂，引发再出血。

（2）大脑淀粉样病变（CAA）：CAA是一种脑实质或软脑膜中、小动脉和毛细血管的进行性加重的血管淀粉样病变，是复发性脑出血的主要原因之一。

（3）高同型半胱氨酸（Hcy）血症：根据相关资料显示，我国人群高Hcy水平是美国人群的1.3～1.5倍。高Hcy水平不仅和高血压相互作用，并且在脑卒中的发生中有着协同促进作用。

（4）药物：一些药物可能是HICH及其复发的危险因素，如抗血小板药物、抗凝药物等。

2.复发的二级预防

二级预防的重点同样在于对上述脑出血复发原因的控制。通过口服药物来控制高血压或高Hcy血症等，这些一级预防的内容，同样是HICH二级预防的重中之重，而影像学检查是诊断脑出血、监测是否复发的重要手段。

其他危险因素，包括阻塞性睡眠呼吸暂停、肥胖和不良生活方式，也应该进行干预。频繁饮酒（每天2次以上）和精神类药物的使用与血压升高和脑出血相关，应予以避免。吸烟也与脑出血风险升高相关，应予以戒烟。

（二）蛛网膜下腔出血的二级预防

（1）1名以上Ⅰ级亲属患动脉瘤性蛛网膜下腔出血（aSAH）的家族成员以及多囊肾患者，建议常规行动脉瘤筛查。对于首次筛查结果为阴性的患者，建议定期进行影像学随访。

（2）对于罹患高血压病且有其他危险因素的颅内动脉瘤患者，建议进行无创的血管影像学筛查。

（3）戒烟戒酒、常规的血压监控、增加蔬菜摄入，可降低动脉瘤破裂出血的风险。

（4）在分析动脉瘤破裂风险时，除考虑动脉瘤部位、大小以及患者年龄与健康状况外，还应考虑动脉瘤的形态学和血流动力学特征，结合手术风险等情况，权衡利弊后决定是否进行手术干预或随访。

（5）控制危险因素，包括高血压、吸烟、酗酒和吸毒等。

（6）动脉瘤破裂患者经治疗后每年新发动脉瘤的概率为1%～2%，应对此类患者进行远期的影像学随访。

九、药物依从性管理

二级预防的药物依从性将影响脑卒中患者的临床预后。大量研究证明，抗栓药物能预防脑卒中的复发及降低病死率；降脂药物（他汀类药物）可预防全身动脉粥样硬化病变的进展，降低脑卒中复发风险。因此，提高患者药物依从性是二级预防的重要和关键措施。

对于诊治脑卒中的医疗机构，应建立医疗质量监测和持续改进系统，以提高医疗机构及医护人员对二级预防指南的依从性。

部分脑卒中患者在院外治疗依从性差，不遵从医疗方案及护理人员的健康行为指导，通过脑卒中患者二级预防干预，传授疾病控制知识和强调从医行为，提高自我管理疾病的能力，可控制疾病的复发。

（一）健康教育提高患者依从性

脑卒中患者健康教育应该是一个涵盖生理功能锻炼并兼顾心理、生理康复等在内的一系列指导。通过加强护理工作中的健康宣教，使患者掌握脑卒中知识，提高依从性，改善不良行为，预防脑卒中的复发，从而改善不良结局。

1.患者依从性的影响因素

影响患者依从性的主要因素有：①社会人口学特征，如年龄、性别和社会经济状况等；②有关资料表明，患者依从性与健康信念呈正相关；③依从性差可能与知识缺乏以及对治疗方案的不理解有关；④治疗方案的复杂性、治疗方案药物的种类、治疗时间的长短、药物的不良反应等影响患者依从性；⑤求医条件；⑥研究表明，依从性与家庭支持呈正相关。

因此，应建立多样化的应对策略以提高患者的依从性。

2.提高患者依从性的措施

（1）建立全面的健康教育体系：使患者充分认识到治疗的意义和目的，以及遵守医嘱的重要性，调动患者参与健康保健的积极性，充分发挥其主动性。健康教育方式有书面教育、小组讨论、计划指导和个别咨询等，以及视频、录像带、广播、科普书、壁报、手册等形式。健康教育内容包括疾病知识、治疗方案及药物的不良反应等。时间安排上强调全程教育，包括门诊时、入院时、住院期间、出院时指导和出院后督导。

（2）纠正态度和信念。

（3）利用技巧强化记忆：健康宣教内容应简单明了，措辞通俗易懂；强调遵医服药的重要性；让患者复述宣教的主要内容，进行书面指导提示等。

（4）应用提醒物：文献报道，应用提醒物会增加患者的依从性。提醒物包括电子钟、用药日记以及定时发放药物等。

（5）坚持持续督导：研究表明，一旦撤除有助于依从性的措施，患者的依从性很快降至未干预前的水平，因此应持续进行督导。

（二）健康教育信息的获取

1.提供教育信息的原则

（1）向患者和照顾者提供健康教育时，应注意保持信息内容的积极性以及信息传递的效率。

（2）提供的健康教育内容应当符合患者的个性需求，综合应用确认、重复、澄清等沟通技巧。

（3）健康教育信息应根据患者和照顾者的个体化信息需求定制，了解患者掌握程度，确保清晰度，并做适当的重复。信息应根据个体化原则按患者和照顾者的沟通需求和视觉需求定制，为失语患者提供易于理解和阅读的材料，并给予充分的时间以供同化；应在恢复过程中适当的时间点监测健康教育信息的需求和内容，因为信息需要随时间变化而变化。

2.健康教育护理路径

健康教育护理路径是根据最新的证据和指南修订的供患者和家属阅读和保持的信息。

患者路径主要有两种类型，其中较常见的类型是一般的患者路径，针对所有脑卒中患者，通常包含脑卒中和管理的主要策略的教育信息。

另外一种比较有用的健康教育路径是针对患者的个体化路径。例如，如果调查显示患者胆固醇水平高和显著的颈动脉狭窄，然后给患者的教育信息可以具体到建议低脂肪饮食、建议使用他汀类药物、建议进行颈动脉内膜切除术等内容。实施个体化路径使患者和家庭成员可以花时间来阅读和理解健康教育信息，并进一步反馈相关问题。而且，这种类型的患者健康教育路径可以用信息来指导患者，患者需要承担对自己的护理、康复以及出院计划的责任。电子护理路径可以定期自动生成这些患者的个体化路径，确保患者和家庭在任何时候都保持着充分的教育信息。

十、随访及健康档案管理

为所有住院和（或）门诊就诊的脑卒中中高危风险患者建立健康档案，并进行随访，可降低脑卒中复发率。登记患者的相关资料，建立档案，由专人（脑心健康管理师）负责，通过电话、微信、面谈及健康管理医患互动网络平台等方式进行随访，了解患者的治疗效果、病情变化和恢复情况，指导患者用药、康复以及病情变化后的处置，更好地进行脑卒中二级预防。

对病情复杂、危重，治疗用药不良反应较大的患者，应增加随访次数；需长期治疗的患者出院后或初次就诊后2～4周内应随访1次，此后3个月、6个月、1年各随访1次。定期监测血压，复查血糖、血脂、心电图、颈部血管超声、脑CT、脑MRI等，评估脑卒中风险，并根据检查结果调整方案，实施医疗处方和健康处方的"双处方"干预方案。

医生对随访重要性的讲解以及相对标准化的出院指导、规范的处方等均可提高脑卒中患者的依从性。

第四节 互联网咨询问答式内容

详见二维码

3

第三章

心脏康复居家服务咨询

第一节 心脏康复护理技术的理论知识

一、循环系统的解剖和生理

（一）心脏结构

心脏是一个中空的器官（见图3-1-1），其内部分为左、右心房和左、右心室4个腔。左右心房之间为房间隔，左、右心室之间为室间隔。左心房、左心室之间的瓣膜称为二尖瓣，右心房、右心室之间的瓣膜称为三尖瓣，两侧瓣膜均有腱索与心室乳头肌相连。左、右心室与大血管之间亦有瓣膜相隔，左心室与主动脉之间的瓣膜称为主动脉瓣，右心室与肺动脉之间的瓣膜称为肺动脉瓣。

心壁可分为3层：内层为心内膜，由内皮细胞和薄结缔组织构成；中层为心肌层，心室肌远较心房肌厚，以左心室为甚；外层为心外膜，即心包的脏层，紧贴于心脏表面，与心包壁层之间形成一个间隙，称为心包腔，腔内含少量浆液，在心脏收缩和舒张时起润滑作用。

感染累及心脏可导致心内膜炎、心肌炎、心包炎，当心包腔内积液量增多达一定程度时可产生心脏压塞的症状和体征。

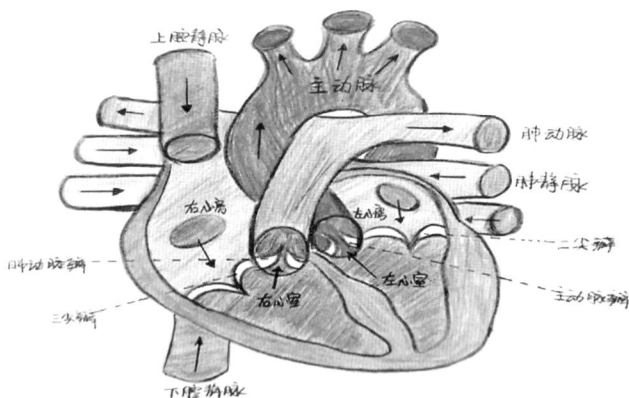

图 3-1-1　心脏结构图

（二）心脏传导系统

心脏有节律地跳动，是由于心脏本身有一种特殊的心肌纤维，具有自动节律性兴奋的能力。心脏传导系统包括窦房结、结间束、房室结、房室束、左右束支及其分支和普肯耶纤维。窦房结为心脏正常的起搏点，冲动在窦房结形成后，随即由结间通道和普通心房肌传递，抵达房室结及左心房，冲动在房室结内传导速度极为缓慢，抵达房室束后传导速度加快，束支及普肯耶纤维的传导速度均极为快捷，使全部心室肌几乎同时被激动，完成1次心动周期。当心脏传导系统的自律性和传导性发生异常改变或存在异常传导组织时，可发生各种心律失常。

（三）冠状动脉

心脏的血液供应来自左、右冠状动脉（见图3-1-2）。左冠状动脉主干很短，随即分为前降支和回旋支，前降支及其分支主要分布于左室前壁、前乳头肌、心尖、室间隔前2/3、右室前壁一小部分；

回旋支及其分支主要分布于左房、左室侧壁、左室前壁一小部分、左室后壁的一部分或大部分及窦房结（约40%的人）。右冠状动脉一般分布于右房、右室前壁大部分、右室侧壁和后壁的全部、左室后壁的一部分及室间隔的后1/3，包括房室结（约93%的人）和窦房结（约60%的人）。当冠状动脉中的某一支血管发生慢性闭塞时，其他两支血管有可能通过侧支形成来维持其分布区心肌的血供，但侧支形成的能力受自身和外界多种因素的影响，个体差异很大。当冠状动脉的一支或多支发生狭窄甚至阻塞而侧支循环尚未建立时，则可造成相应供血区域的心肌发生缺血性改变或坏死。

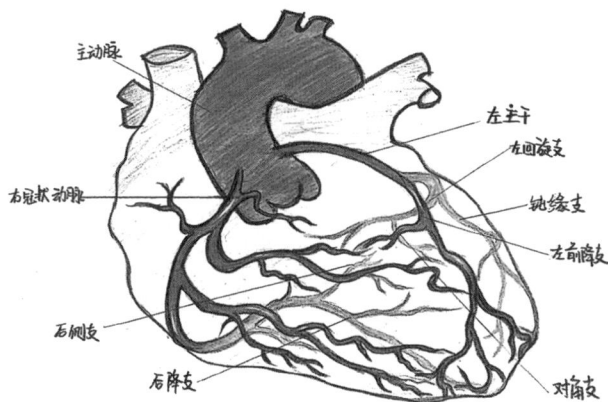

图 3-1-2 冠状动脉解剖示意图

二、心脏病的分类

（一）心脏疾病的分类

心脏疾病是心脏发生病变的总称，是一类常见的心内科疾病，由心脏结构受损或功能异常引起。心脏疾病包括冠状动脉粥样硬化性心脏病（也称为冠状动脉病或缺血性心脏病，简称冠心病）、心力衰竭、心瓣膜病、心律失常、先天性心脏病（简称先心病）、肺源性心脏病（简称肺心病）、心肌炎等，其中最常见的是冠心病。

（二）心脏疾病的临床表现

冠心病的主要症状除胸痛和心绞痛以外，还可能伴有咽喉部、牙和下颚部、左肩、上臂、上腹部中央等部位的疼痛。但是，糖尿病和老年患者经常会没有任何疼痛感，因此要特别注意。

心力衰竭的主要症状包括乏力、易疲倦、眩晕、心慌、呼吸困难、水肿、体重增加等。一些老年患者经常认为出现这些症状是因为自己上了年纪，而往往忽略这些症状，因此要特别注意。

心律失常的主要症状包括心悸、胸闷、脉搏紊乱等。

三、心血管疾病的危险因素和心脏康复的意义

（一）心血管疾病的危险因素

心血管疾病是全球的主要死亡原因。当前，我国人口老龄化及城镇化进程不断加速，居民不健康的生活方式日益突出，心血管病危险因素对健康的影响更加显著，心血管病发病率仍持续增高。《中国心血管健康与疾病报告2023》指出，2021年心血管疾病是我国城乡居民首要死亡原因，农村为48.98%，城市为47.35%。

1.高血压

高血压是最重要的独立危险因素，是我国中风和冠心病发病及死亡的主要因素。超过半数心脑血管疾病的发生与高血压有关，特别是没有症状或没有控制好的高血压。持续的高血压更会加速动脉粥样硬化的形成，增加冠心病、中风等心脑血管疾病的发生风险。

2.糖尿病

糖尿病是与冠心病等同的危险疾病，与没有患糖尿病的人群相

比，糖尿病患者发生心血管疾病的风险增加2～4倍。空腹和餐后血糖升高者，即使未达到糖尿病诊断标准，心血管疾病的发生风险也显著增加。血糖过高也会促进动脉粥样硬化斑块的形成。

3.高血脂

高血脂是体内的隐形杀手。我国成年人血脂异常的总体患病率高达40.4%。高血脂会导致动脉粥样硬化，进一步增加冠心病的发生风险。血脂异常患者几乎没有症状，因此被称为"体内的隐形杀手"。

4.肥胖

肥胖易引起动脉粥样硬化、心律失常、睡眠呼吸暂停综合征等，也易导致高血压、糖尿病、高血脂等疾病，这是肥胖引发心血管疾病的主要原因。其中，腹型肥胖者的患病风险更大。

5.吸烟

主动和被动吸烟都是危险因素。在我国男性急性心肌梗死的发病人群中，吸烟者是非吸烟者的2倍。吸烟的支数愈多、年限愈长、开始吸烟年龄愈早，其患病危险性和死亡率愈高。同时，被动吸烟也会增加心血管疾病的发生风险。

6.年龄及性别

50岁以上的男性及绝经后的女性是高危人群。年龄越大越要注意有无心血管疾病的发生风险。50岁之前心血管疾病男性发病率高于女性，这与女性体内的雌激素对心血管健康具有一定保护作用有关。

7.遗传

遗传因素包括早发心血管疾病的家族史。当近亲长辈有早发心血管疾病时，其患病风险将增加。早发心血管疾病是指男性55岁或女性65岁前发生心血管疾病。遗传因素无法改变，有遗传倾向的人更应积极控制其他危险因素。

（二）心脏康复的意义

保持健康的生活方式，管控心血管疾病的危险因素是预防心血管疾病发生、发展的重要措施之一。心脏康复是一种基于循证医学证据，采用患者健康教育、认知行为改变和运动训练等干预来改善心血管疾病患者预后的综合干预措施，可有效减少心血管疾病患者再入院率、死亡率、心血管事件发生率，建立健康的生活方式，改善生活质量，尽最大可能实现患者在"生理-心理-社会"等方面的良好状态，使患者恢复发病前的生活和工作状态，重新返回社会，实现自我认同感和个人价值。

四、心脏康复的定义和分期

（一）定义

心脏康复（cardiac rehabilitation，CR）是采用多学科方法实施心血管疾病综合二级预防计划的医学督导专业领域。心脏康复促进了心血管疾病（cardiovascular disease，CVD）发生风险的降低，提高患者建立健康生活行为方式的依从性，并减少残疾的发生。CR的具体组成部分包括医学评估、社会心理评估、运动处方、心脏危险因素干预、患者教育、行为指导和临床结局评估。

（二）分期

心脏康复是一项全程、全面、持续的医疗服务模式。总体上分为三期，即Ⅰ期康复（院内康复期）、Ⅱ期康复（门诊康复）和Ⅲ期康复（院外长期康复）。Ⅰ期康复包括心脏事件发生后至住院期间的全程康复阶段。本阶段目的在于减轻绝对卧床休息对机体和心理的不利影响，防止静脉血栓、肺栓塞，减轻患者的抑郁和焦虑状态，促进体力恢复。II期康复包括患者出院至出院3个月内的门诊康复期，是心血管病患者由住院期间的"患者"恢复至"正常人"状态的过渡阶段。III期康复是门诊康复的延续，包括了出院3个月后的家庭或社区康复。

五、心脏康复的五大处方

（一）基本内容

心脏康复主要包括"五大处方"，即药物处方、运动处方、心理处方、营养处方和戒烟处方。也就是说，接受心脏康复的患者就要努力做到上述五大处方——这是一个体系，而且具有全局性、整体性、全身性。

1.药物处方的基本内容

在医师的教育、监督及鼓励下，坚持按时、按量、按需服药，学会自我监测心率、血压、血糖等，了解服药过程中可能出现的不适症状，提高药物疗效，减少不良反应。

2.运动处方的基本内容

通过科学评估，制定个体化运动方案，改变"不敢动"或者"动过量"的错误观念。运动处方包括运动的形式、频率、时间、强度及运动过程中的注意事项等内容。

3.心理处方的基本内容

在心理治疗师的帮助下进行必要的心理评估，及时发现精神心理问题，并尽早采取治疗措施。

4.营养处方的基本内容

通过营养教育课程提高患者对健康膳食的理解，根据疾病特点结合科学评估，制定个体化膳食营养处方，达到体重管理、营养均衡的目的。

5.戒烟处方的基本内容

通过教育课程使患者了解吸烟对自身的危害，在医师协助下制定戒烟计划，减少和避免吸烟造成的心血管危害。

（二）积极意义

1.药物处方的积极意义

药物处方可帮助心血管疾病患者正确并坚持服药，直接改善心血管疾病的预后，预防猝死风险，改善患者症状，提高生活质量。

2.运动处方的积极意义

运动处方能显著提高患者的运动能力、改善心肺功能、增加肌肉力量，是心脏康复的核心组成部分。

3.心理处方的积极意义

心理处方可帮助尽早发现心血管病患者的精神压力及心理问题，并及早进行干预治疗，增强治病信心，改善临床症状，提高生活质量。

4.营养处方的积极意义

营养处方可帮助患者选择健康的食物，在平衡膳食的基础上，控制总热量，预防摄入过多饱和脂肪酸、胆固醇、盐等，降低血管粥样硬化的发生风险。

5.戒烟处方的积极意义

戒烟处方可让患者明白戒烟的长期获益，促进患者尽早戒烟，降低心血管疾病的发病及死亡风险，是挽救生命最经济有效的干预手段。

六、居家心脏康复前的评估

（一）适用人群

经过3个月的门诊康复后，心脏康复医生评估患者病情是心脏康复的适用人群，具有家庭和社会支持，能实施自我康复的能力，可获得康复资源（设备、场地、专业康复指导），自我效能较好的患者是心脏康复的适应人群。

（二）生物学病史评估

（1）患者行居家心脏康复前，需充分了解患者的心血管疾病病史和其他脏器病史；是否规范使用二级预防药物，包括抗血小板药物、他汀类、β受体阻滞剂和RAS抑制剂；是否服用治疗其他脏器疾病的药物，了解服药依从性和药物不良反应，了解未坚持服药的具体原因。

（2）通过测量患者的血压、心率以及血糖、血脂、肝功能、肾功能等生化指标，了解患者是否治疗达标及对药物的不良反应。

（3）通过量表评估患者的日常生活活动能力和生活质量，可选用36条简明健康状况调查问卷（SF-36）、欧洲生活质量量表（EQ-5D）、西雅图心绞痛量表（SAQ）等。

（4）通过问诊了解日常运动习惯，检查患者是否有限制运动的因素，如肌肉骨骼系统疾病，检测有无贫血、电解质紊乱以及血糖水平等限制运动能力的因素。

（三）代谢异常评估

1.超重和肥胖的评估

超重和肥胖都增加心血管疾病死亡风险。衡量超重和肥胖最简便和常用的测量指标是腰围（waist circumference，WC）和BMI。

BMI增加与心血管疾病的发生风险高度相关。BMI与死亡率为成正比的线性关系。BMI可反映全身肥胖程度，腰围主要反映腹部脂肪蓄积（向心性肥胖）的程度。这两个指标都可以较好地预测心血管疾病的发生风险。成年人BMI在18.5～23.9kg/m²为正常，BMI在24～27.9kg/m²为超重，提示需要控制体重；BMI≥28kg/m²为肥胖，应开始减重。成年人正常WC<90/85cm（男／女），如WC>90/85cm（男／女），同样提示需控制体重，如WC≥95/90cm（男／女），也应开始减重。减重可明显降低超重和肥胖患者心血管疾病风险因素水平，使罹患心血管疾病的危险降低。

2. 血脂异常的评估

血脂异常包括高胆固醇血症、高甘油三酯血症、低高密度脂蛋白血症和混合型高脂血症4种类型，其中以低密度脂蛋白胆固醇（LDL-C）增高为主要表现的高胆固醇血症是动脉粥样硬化性心血管疾病最重要的危险因素。临床常规检验提供的血脂参数包括总胆固醇（TC）、高密度脂蛋白胆固醇（HDL-C）、低密度脂蛋白胆固醇（LDL-C）、极低密度脂蛋白胆固醇（VLDL-C）与甘油三酯（TG）。《中国血脂管理指南（基层版2024年）》建议：超高危人群LDL-C靶目标调至1.4mmol/L（54mg/dL）；对于不能达到此目标者，LDL-C应较基线降低50%以上；LDL-C数值在目标值以内者，应进一步下降30%。

3. 糖代谢异常的评估

糖代谢异常包括糖尿病前期和糖尿病。与糖耐量正常者相比，糖尿病患者心血管疾病发病率和死亡率是糖耐量正常者的2～4倍。糖化血红蛋白（HbA1c）是人体血液中红细胞内的血红蛋白与血糖结合的产物。检测HbA1c可以反映患者近8～12周的血糖控制情况。HbA1c正常值为4%～6%，HbA1c降低约0.9%（10mmol/L）时，心血管事件减少10%～15%。糖尿病患者血糖控制目标为空腹血糖≤7.0mmol/L，餐后2h血糖≤11.1mmol/L，HbA1c≤7%。

（四）体适能评估

体适能评估的内容包括身体成分、心肺适能、肌肉适能、柔韧性适能和平衡适能等项目。

1.身体成分评估

身体成分评估常用的指标有体重、身高、BMI、腰围、臀围和腰臀比。除了上述指标外，利用人体成分分析设备可以更准确地了解身体内脂肪的含量及分布情况。

2.心肺适能徒手评估

徒手心肺适能评估方法较多，大多是步行测试，无需特殊的设备，成本低、易操作，安全性相对较高。常见的徒手心肺适能评估方法有6min步行试验（6-minute walk test，6MWT）、2min踏步试验（2-mimute step test，2MST）、200m快速步行试验（200-meter fast walking test，200mFWT）等。

（1）6min步行试验：6MWT是通过测量受试者徒步6min可达到的最远距离来评估心肺功能。其主要指标是"步行距离"，单位为"m"。将心功能不全患者6MWT的结果划为4个等级，1级：步行距离＜300m，2级：步行距离在300～374.9m，3级：步行距离在375～449.5m，4级：步行距离＞450m。级别越低者，说明患者心肺功能越差。在测试过程中，还可根据临床需要监测患者的心率、血压、血氧饱和度、自感劳累分级等指标。有研究显示，6MWT与运动心肺功能测试（cardiopulmonary exercise test，CPET）测得的峰值摄氧量VO_2peak明显相关，并得出预测公式。

$$VO_2peak（mL/min）=0.03 \times 距离（m）+3.93。$$

（2）2min踏步试验：2MST是通过计数受试者2min内单侧膝盖能达到指定高度（通常为髌骨与髂前上棘连线的中点高度）的次数。评估心肺功能进行2MST仅需要一面墙（用于贴高度标志物，亦可供体弱者扶墙进行测试），当场地、天气等因素影响6MWT进行，或患者体质虚弱无法耐受6MWT时，2MST可以作为替代方案。

（3）200m快速步行试验：200mFWT是测量受试者快速步行200m所需的时间。200mFWT对患者的体能要求高于6MWT，可用于运动耐力更高的受试者。该试验与CPET结果具有良好的相关性，可评估患者的心肺适能。研究显示，200mFWT试验结束时测得的心率与CPET测得的最大心率呈正相关，并得出预测公式。通过该方程式计算最大心率，进而制定运动训练时的靶心率，为制定心脏康复运动处方提供了另一种途径。

$$最大心率=130–0.6 \times 年龄+0.3 \times 心率200mFWT（r^2=0.24）$$

3.肌肉适能徒手评估

肌肉适能徒手评估法利用自身重量或简单工具进行，简便易行，尽管其不能获得一次最大负荷量等精确参数，但能够反映人体肌肉的综合功能状态，可用于评估康复治疗的效果。同时，有些测试方法本身也是肌力训练方法。常用的肌肉适能徒手评估法有握力测试、原地坐下站立试验、俯卧撑、30s手臂屈曲试验、30s椅子站立试验、1min仰卧起坐试验、爬楼梯试验等。

（1）握力测试：握力是个体在抓握物体时产生的最大力量，是衡量上肢功能的重要指标之一，通过握力计即可测得，具有快速、准确、可量化等优点。研究表明，最大握力值达到9kg是满足日常生活各种活动的最低值。

（2）30s手臂屈曲试验：通过测试受试者30s内优势手负重情况下完成前臂屈曲的次数，来评估其上肢肌群力量，测试时男性抓握8磅哑铃（1磅≈0.45kg），女性抓握5磅哑铃。

（3）30s椅子站立试验：通过测试受试者在30s内能够完成的由"坐位"转换为"站立位"的次数，来评估下肢肌群及核心肌群力量。

4.柔韧性适能的评估

关节活动度正常是运动功能正常的前提。对于慢性心血管疾病患者，尤其是老年人，除外骨关节疾病和神经系统疾病，影响关节活动度的因素主要是关节周围粘连组织形成、长时间制动或缺乏运动、慢性疼痛及保护性肌痉挛，这些问题的具体表现即柔韧性降低。柔韧性降低可影响日常活动能力，并限制正常身体运动。对这些人群进行柔韧性适能评估，进而给予个体化的预防或治疗性的柔韧性训练是有必要的。柔韧性评估目前以徒手评估法为主，具有操作简便、安全性较好的优点，常用的徒手柔韧性适能评估方法有座椅前伸试验、抓背试验、改良转体试验等。

（1）座椅前伸试验（见图3-1-3）：受试者坐于坐高43cm的标准座椅上。优势侧腿伸直、脚跟着地，另一侧腿屈膝呈90°、脚平放于地面，双手掌心向下重叠，双臂伸直并尽力向前伸，测量中指指尖与足尖的距离。中指指尖超过足尖记为正数，反之记

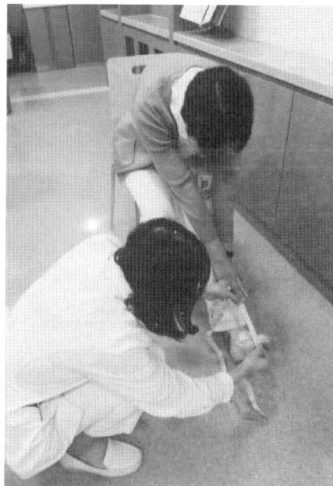

图3-1-3 座椅前伸试验

为负数。本方法侧重于评估下肢和下背部柔韧性，可重复性强，信度及效度良好。

（2）抓背试验：受试者肩后伸，一手从上往下，另一手从下往上，双手在背部尽量沿脊柱方向相互接触或重叠，动作稳定维持2s以上时测量双手中指指尖之间的距离。本方法主要用于评估肩关节柔韧性（图3-1-4）。

5.平衡适能徒手评估

平衡适能徒手评估法不需要特殊

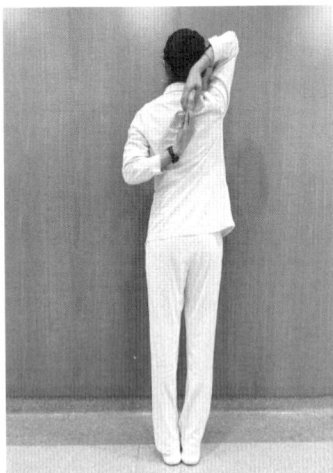

图3-1-4 抓背试验

设备。从广义上来说，平衡适能徒手评估法包括观察法和量表法，但观察法相对粗略，不能量化，量表法常用于神经系统疾病、存在较严重平衡功能受损者，如神经康复常用的Berg平衡量表、Tinetti平衡与步态量表等，但这些不能满足大部分心血管病患者的评估需求。适用于心脏康复／二级预防项目的平衡适能徒手评估方法应能较准确地反映平衡功能大致正常的受试者平衡适能的强弱，且应可量化。常用的徒手平衡适能评估方法有功能性前伸试验、单腿站立试验、2.4m起身行走试验等。

（1）功能性前伸试验：用于评估老年人群的平衡适能。受试者站立，手臂尽量前伸且能够保持身体稳定时所达到的距离作为测量值。此法的测量结果与平衡测试仪结果高度相关。

（2）单腿站立试验：测试时受试者一腿屈膝，脚抬离地面15～20cm，双腿不能相碰，并保持双手自然下垂于身体两侧，动

作维持的时间为测量结果。若受试
者单腿站立时间超过60s，可增加测
试难度，使其在闭眼状态下重复上
述试验（图3-1-5）。

（3）2.4m起身行走试验：测试
受试者完成从坐高43cm的椅子上起
身→步行2.4m→返回椅子恢复坐位
这一过程所用的时间。该试验能够
较好地反映受试者的平衡适能及日
常生活活动能力。

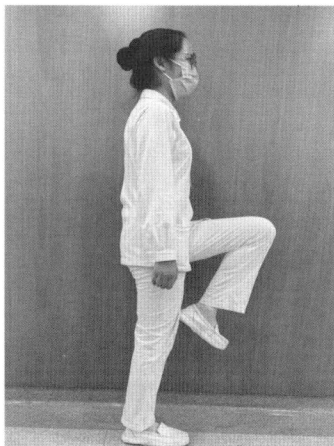
图3-1-5 单腿站立试验

（五）日常生活活动评估

日常生活活动（activities of daily living，ADL）是人在独立生活
中反复进行的、最必要的基本活动。ADL能力评定对确定患者的理
解能力、制定和修订治疗计划、评定训练效果、安排出院后训练及
就业等都很重要。日常生活活动是指人类为了独立生活每天必须反
复进行的最基本、具有共同性的动作，即进行衣、食、住、行及个
人生活的基本的动作和技巧。ADL基本的评定方法包括提问法（即
回答问卷）、观察法以及量表评定。常见的ADL评定量表有Barthel
指数和功能独立性评定量表。

（六）运动心肺功能测试风险评估

运动心肺功能测试风险的评估方法有心电负荷试验、心肺运动
试验、6MWT，临床上常用心肺运动试验。

心肺运动试验是一种测试人体的呼吸、心血管系统及骨骼肌系
统运转的无创的检查方法。它是在运动负荷状态下观察受试者的静

息及运动状态下的心肺数据，一般通过踩踏车或跑平板完成，以获得心电图、肺功能、血压、血氧及气体代谢情况（见图3-1-6）。

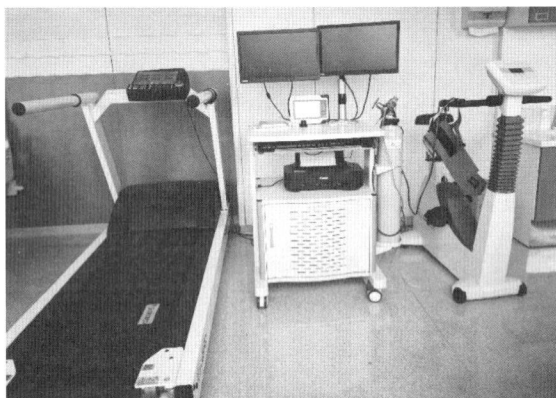

图3-1-6　心肺运动试验

（七）精神/心理的评估

临床上心脏康复的精神/心理评估包含认知功能的评估、生命质量的评估、精神心理状态的评估、个性特征和感情情绪特征的评估、睡眠质量的评估。

（八）烟草依赖评估

根据患者在过去1年内体验或对吸烟的渴望、终止吸烟行为后的表现，诊断是否有烟草依赖综合征。再根据尼古丁依赖性评分表来确定烟草依赖的程度。

七、冠状动脉粥样硬化性心脏病的心脏康复

（一）定义

冠状动脉粥样硬化性心脏病（coronary atherosclerotic heart disease）指冠状动脉粥样硬化使血管腔狭窄、阻塞和（或）因冠状

动脉功能性改变（痉挛）导致心肌缺血、缺氧或坏死而引起的心脏病。

（二）分类

1979年，WHO将冠心病分为无症状性心肌缺血、心绞痛、心肌梗死、缺血性心肌病、猝死型。近年趋于根据发病特点和治疗原则将本病分为慢性冠状动脉病（chronic coronary artery disease，CAD）或称慢性缺血综合征（chronic ischemic syndrome，CIS）和急性冠状动脉综合征（acute coronary syndrome，ACS）两大类。前者包括稳定型心绞痛、冠脉正常的心绞痛（如X综合征）、无症状性心肌缺血和缺血性心力衰竭（缺血性心肌病）。后者是冠状动脉粥样硬化斑块破裂、血栓形成或血管持续痉挛引起急性或亚急性心肌缺血和（或）坏死的临床综合征，是内科临床急症之一，主要包括不稳定型心绞痛、非S段抬高型心肌梗死（non-ST-segment elevation myocardial infarction，NSTEMI）、ST段抬高型心肌梗死（ST-segment elevation myocardial infarction，STEMI）和冠心病猝死。

（三）冠状动脉粥样硬化性心脏病的运动康复

Ⅱ期康复的运动处方：一般在出院后1～6个月开始院后康复，并告知患者复诊时2周进行。由于心血管疾病患者Ⅰ期康复时间有限，Ⅱ期康复为核心阶段，既是Ⅰ期康复的延续，也是院外（Ⅲ期）康复的基础。Ⅱ期康复中运动治疗的目标是在Ⅰ期康复的基础上进一步改善患者的身心状况及功能状态。

Ⅱ期康复运动程序包括三步：①准备活动，即热身运动。多采用低水平有氧运动或低强度的拉伸运动，持续5～15min，目的是放松和伸展肌肉、提高关节活动度和心血管的适应性，降低运动中心脏事件及运动损伤的发生风险。一般来说，病情重或心肺功能差的患者，热身时间宜延长。②训练阶段，包括有氧运动、抗阻运动、柔韧性运动、平衡功能等各种运动方式训练。其中，有氧运动是基础，抗阻运动、柔韧性运动是补充。③放松运动，有利于运动系统的血液缓慢回到心脏，避免心脏负荷突然增加诱发心脏事件。放松方式可以是慢节奏有氧运动的延续或是柔韧性训练，根据患者病情轻重可持续5～10min，病情越重，放松运动的持续时间宜越长。

Ⅲ期（社区及家庭）康复的运动处方主要是Ⅱ期运动处方的延续，应嘱患者定期复诊、积极参与随访计划，以便于及时更新运动处方。受社区和家庭条件的限制，达到Ⅱ期康复目标、能够脱离监护并掌握运动方法的患者才适合回到社区和家庭继续康复。受社区和家庭运动设备及家庭条件的限制，可进行以下运动，如太极拳、八段锦、健身操等。

（四）急性心肌梗死的运动康复

《美国心脏康复和二级预防项目指南（第6版）》指出：心肌梗死患者出院后约1周内即开始参与心脏康复并持续6个月，可观察到最大限度的心脏功能改善。对于左心室重构的患者，每推迟1周实施心脏康复就需要额外1个月的运动才能达到相同的获益水平。重要的是，对于轻至中度左室收缩功能障碍的患者，6个月的运动训练期间（心肌梗死后约1星期开始）并没有发生不良事件。

急性心肌梗死Ⅱ期心脏康复的主要内容包括以体力锻炼为基础的运动康复方案，制定详细、清晰的出院后心脏康复计划，包括服药的时限、剂量滴定和调整、定期随访、饮食干预、心脏康复锻炼、精神心理管理、对心律失常和心力衰竭的评估、日常生活指导以及工作指导等。

急性心肌梗死Ⅱ期心脏康复运动处方的FITT四要素如下。

（1）运动频率（Firequency）：①运动训练应至少进行3d，但最好超过5d。②运动频率取决于患者的状态，包括基线运动耐力、运动强度、体能以及康复的目标。③结合患者的运动康复类型分配患者的运动训练频率。④对于运动能力非常有限的患者，每天可以开出多个非常短（1～10min）的运动课程处方。⑤应鼓励患者独立地完成运动课程。

（2）运动强度（intensity）运动强度可以使用一个或多个方法制定：①基于基线运动测试的结果，40%～80%的运动HR储备、氧摄取储备、峰值摄氧量（VO_2peak）方法。②Brog自感劳累，评分量表（RPE）：主观评估运动强度的工具评分范围在6～20分。在11～16分时，可进行运动。③运动强度应规定在缺血阈出现的心率以下，例如缺血阈的（HR-10）次搏动（典型心绞痛的识别是由运动诱发，休息或硝酸甘油可以缓解的疼痛）。

（3）运动时间（time）：①热身运动和恢复期运动需持续5～10min，包括静态拉伸和低强度有氧活动（即＜40%摄氧量储备，＜64%峰值心率或＜11的RPE），热身运动和恢复期运动非常重要，是每个运动训练课程的组成部分，分布在治疗训练的之前和之后。②通常有氧训练阶段的目标持续时间为20～60min。③急性心肌梗死患者最初开始门诊康复时，需要循序渐进，开始只做5～10min的有氧训练，逐渐增加，每节训练课只增加1～5min的有氧运动时间，每周增加的时间为10%～20%，指导患者可以完成一次标准的训练课程。

（4）运动类型（type）：①有氧运动部分应包括节律性、大肌肉群活动，重点是增加热量的消耗，维持健康体重及其相关益处，促进整体的康复。②有氧间歇训练（aerobic interval training，AIT）包括高强度（90%～95%HRpeak）交替中等强度运动（60%～70%HRpeak），分别3～4min。AIT持续20～40min，每周3次，可以更好地改善VO$_2$peak，但是AIT不能普遍推荐，需要选择合适的患者，在监护下进行，并严密监测患者的病情进展。

Ⅲ期康复的运动处方需在复查运动试验的基础上调整运动强度，运动处方的种类与Ⅱ期康复相同，包括有氧运动、抗阻运动和柔韧性运动。方法与注意事项基本一致，只是运动强度需及时调整，坚持训练的患者可根据条件3～6个月复查，以及时更新运动强度。

（五）冠状动脉粥样硬化性心脏病的营养处方

制定营养治疗方案前，应了解患者用药情况，包括利尿药、降压药；了解患者血钠、血钾水平，肾功能、补液量及电解质种类、数量；了解患者饮食习惯等。根据病情和患者接受情况，征求主管医生意见，制定营养治疗处方，并通过随访适时修订。

以限制脂类、低脂肪、低胆固醇、高多不饱和脂肪酸为饮食原则。病情稳定逐渐恢复活动后，饮食可逐渐增加或进软食。脂肪限制在40g/d以内，伴有肥胖者应控制能量和碳水化合物的摄入。

注意维持血液钾、钠平衡，合并有高血压或心力衰竭的患者仍应注意限制钠摄入，但应用利尿剂有大量电解质自尿中丢失时，则不宜限制过严。镁对缺血性心肌有良好的保护作用，膳食中应有一定的镁，建议成年人镁的适宜摄入量为300～450mg/d，主要从富含镁的食物（如有色蔬菜、小米、面粉、肉、水产品、豆制品等）中获取。

对于治疗后需要服用华法林等抗凝药物的患者，应注意维生素K与抗凝药的拮抗作用，保持每天维生素K摄入量稳定。维生素K含量丰富的食物有绿色蔬菜、动物肝脏、鱼类、肉类、乳和乳制品、豆类、麦麸等。

（六）睡眠与心血管疾病的相关性

良好的睡眠有助于消除疲劳、恢复体力和精力、保护大脑及心脏，还可以增强免疫力、促进生长发育、延缓衰老等。失眠是心脏病的严重诱因之一，会增加罹患心脏病的危险。同时，失眠也是心脏病的重要先兆症状之一。

（1）心理疏导：改善睡眠本质上是心理健康的改善。做心理疏导的主要目标是舒缓心理压力，认知合理化、生活态度合理化、价值观的梳理都可以达到减压的效果。

（2）认知调整：了解睡眠的相关知识，减轻对睡眠的不合理认知与恐惧焦虑心理，避免掉进因为失眠而焦虑、越焦虑越失眠的恶性循环中。

（3）行为治疗：主要是进行放松训练，放松患者的紧张、焦虑情绪，让患者真正地感觉心理压力减轻，从而更好、更快地进入到睡眠之中。

（4）物理治疗：通过按摩、瑜伽、气功、适当的运动等，调节自主神经功能，改善睡眠。

（5）药物治疗：若上述方法效果均不明显，需要向专科医师寻求帮助，可以服用安眠或精神类药物治疗。

八、心力衰竭的心脏康复

（一）心力衰竭的定义

心力衰竭（heart failure）是任何心脏结构或功能异常导致心室充盈和（或）射血能力受损而引起的一组临床综合征，其主要临床表现是呼吸困难、乏力和液体潴留。根据心衰发生的时间、速度、严重程度可分为慢性心衰和急性心衰，临床上以慢性心衰居多。在原有慢性心脏疾病基础上逐渐出现心衰症状和体征的为慢性心衰，慢性心衰症状和体征稳定1个月以上称为稳定性心衰。按心衰发生的部位可分为左心衰、右心衰和全心衰；按生理功能可分为收缩性心力衰竭和舒张性心力衰竭。

（二）慢性心力衰竭患者运动康复的适应证和禁忌证

心力衰竭运动处方的制定是个体化的，运动方案实施是多元化的，无统一方案。为降低心力衰竭运动相关的风险，在制定运动处方前必须对心力衰竭患者进行评估。首先必须严格把握慢性心力衰竭患者的运动康复适应证与禁忌证。

1.心力衰竭运动康复适应证

NYHA Ⅰ～Ⅲ级稳定性心力衰竭患者均应考虑接受运动康复。

2.运动试验与训练禁忌证

①急性冠状动脉综合征早期（2d内）；②致命性心律失常；③急性心力衰竭（血流动力学不稳定）；④未控制的高血压；⑤高度房室传导阻滞；⑥急性心肌炎和心包炎；⑦有症状的主动脉狭窄；⑧严重肥厚型梗阻性心肌病；⑨急性全身性疾病；⑩心内血栓。

3.运动训练禁忌证

①近3～5d静息状态进行性呼吸困难加重或运动耐力减退；

②低功率运动负荷出现严重的心肌缺血（＜2代谢当量，或＜50瓦特）；③未控制的糖尿病；④近期栓塞；⑤血栓性静脉炎；⑥新发心房颤动或心房扑动。

4.运动训练可以增加风险

①过去1～3天内体重增加＞1.8kg；②正接受间断或持续的多巴酚丁胺治疗；③运动时收缩压降低；④NYHA Ⅳ级；⑤休息或劳力时出现复杂性室性心律失常；⑥仰卧位时静息心率≥100次/min；⑦先前存在合并症而限制运动耐力。

（三）心力衰竭患者运动康复危险分层

心力衰竭患者在实施运动康复前，应常规进行运动试验。结合运动心肺功能测试或运动平板结果、患者临床特征、NYHA心功能分级对心力衰竭患者进行危险分层（见表3-1-1）。根据危险分层结果决策慢性心力衰竭运动中监管、心电、血压监护的要求。

3-1-1　美国心脏病协会危险分层标准

危险级别	NYHA心功能分级	运动能力（METs）	临床特征	监管及ECG、血压监护
A	Ⅰ级	＞6	无症状	无需监管及ECG、血压监护
B	Ⅰ或Ⅱ级	＞6	无心力衰竭表现，静息状态或运动试验≤6METs时无心肌缺血或心绞痛，运动试验时收缩压适度升高，静息或运动时出现阵发性或持续性室性心动过速，具有自我调节运动强度能力	只需在运动初期监管及ECG、血压监护

续表

危险级别	NYHA心功能分级	运动能力（METs）	临床特征	监管及ECG、血压监护
C	Ⅲ或Ⅳ级	< 6	运动负荷 < 6MET 时发生心绞痛或缺血性 ST 段压低，运动时收缩压低于静息状态，运动时非持续性室性心动过速，有心脏骤停史，有可能危及生命	整个运动过程需要医疗监督指导和ECG 及血压监护，直至确立安全性
D	Ⅲ或Ⅳ级	< 6	失代偿性心力衰竭，未控制的心律失常，可因运动而加剧病情	不推荐以增强适应为目的的活动，应重点恢复到 C 级或更高级，日常活动须根据患者评估情况由医师确定

（四）心力衰竭患者的运动处方

对满足运动康复条件的心力衰竭患者来说，运动处方的制定应遵循安全、有效、个体化、全面的原则。运动处方内容包括运动种类、运动强度、运动时间、运动频率、运动进度及注意事项等。运动种类主要包括有氧运动、抗阻运动、柔韧性运动等。

1.有氧运动处方

（1）运动种类：步行、慢跑、上下楼梯、游泳、骑自行车、功率自行车、跑步、跳绳、划船、滑水、滑雪、球类运动等。

（2）运动强度：有氧运动强度参照的参数为运动试验测得的峰值心率、储备心率（HRR，HRR=运动时最大心率−静息时心率）、VO_2peak、储备 VO_2（储备 $VO_2=VO_2peak−$静息 VO_2）、AT 或 RPE。

（3）运动时间：每次运动的持续时间为30 ~ 60min，包括5 ~ 10min的热身和整理运动，体力衰弱的慢性心力衰竭患者，可延长热身运动时间，通常为 10 ~ 15min，但是按照运动强度施行的运动时间须在20min以上。

（4）运动频率：运动频率≥5次/周。

（5）运动进度：通常经过6～8周左右的运动，运动耐力等有所改善，可考虑逐渐加强运动强度和运动时间。

2.抗阻运动处方

符合行抗阻运动训练的心力衰竭患者，需先进行肌力测试，并据此制定抗阻运动处方。

（1）运动种类：等张训练、等长训练和等速训练。

（2）运动强度：单次运动完成的最大重量为抗阻运动强度的参照。心力衰竭患者通常在几周至数月内，逐渐增加抗阻运动训练强度，上肢从40%RM至70%RM，下肢从50%RM至70%RM，分别重复8～15次，RPE＜15，并须确保每次训练的正确实施，以避免肌肉骨骼伤害的可能性。

（3）运动频率：2～3次/周。

（4）持续时间：起初，每次运动仅推荐1～2组肌肉群，建议组间休息30～120s。完成1组训练包括8～10次重复，通常需要20～25min。

3.柔韧性运动处方

（1）运动种类：动力拉伸和静力拉伸。

（2）运动强度：柔韧性运动强度包括牵拉关键肌肉群和肌腱的次数和持续的时间。一般关键肌肉群牵拉3～5次，每次持续20～30s。

（3）运动时间：牵拉肌肉群和肌腱每次持续20～30s。

（4）运动频率：2～3次/周。

（五）心力衰竭患者的营养处方

心力衰竭的患者由于摄入量受限，会出现体重下降、低蛋白血症等营养不良的表现。因此，营养不良在心脏重症患者中是非常常见的，其发生率最高可达40%，且与发病率和死亡率的增加密切相关。因此，心力衰竭的患者需要医学营养治疗。

1.适当的能量

心衰患者的能量需求取决于目前的干重（无水肿情况下的体重）、活动受限程度以及心衰的程度，理想体重一般给予25～30kcal/kg。对于活动受限的超重和肥胖患者，必须减重以达到一个适当体重，以免增加心肌负荷。因此，对于肥胖患者，低能量平衡膳食（1000～1200kcal/d）可以减少心脏负荷，有利于减轻体重，并确保患者没有营养不良。

2.防止心脏疾病恶病质发生

心力衰竭患者能量消耗增加10%～20%，且疾病原因导致进食受限，所以有约40%的心力衰竭患者面临营养不良风险。根据营养风险评估评分，进行积极的肠内肠外营养支持。

3.注意水、电解质平衡

根据水钠潴留和血钠水平，适当限钠，给予不超过3g盐的限钠膳食。若使用利尿剂，则应适当放宽钠的摄入量。摄入不足、丢失增加或利尿剂治疗等可能导致低钾血症，患者应摄入含钾高的食物。同时应监测使用利尿剂者镁的缺乏问题，并给予治疗。如因肾功能减退，出现高钾、高镁血症，则应选择含钾、镁低的食物。另外，补充适量的钙在心力衰竭的治疗中有积极的意义。

4.低脂膳食

给予n-3多不饱和脂肪酸，优化脂肪酸构成。建议每天从海鱼或者鱼油补充剂中摄入 n-3 多不饱和脂肪酸 1g。

5.充足的优质蛋白质

对于合并某些慢性病的心衰患者，可以选择低油高蛋白膳食，如瘦肉或低脂脱脂奶制品或含大豆蛋白或高植物蛋白的膳食，以提供充足的动物蛋白。

6.适当补充B族维生素

摄入较多的膳食叶酸和维生素B与心衰、脑卒中死亡风险降低有关，同时有可能降低高同型半胱氨酸血症患者血同型半胱氨酸水平。

7.少食多餐

食物应以软、烂、细为主，易于消化。戒烟、戒酒。

九、体外反搏在心脏康复中的应用

（一）增强型体外反搏的介绍

增强型体外反搏装置（enhanced external counter pulsation，EECP）是一种用于治疗缺血性疾病的无创性辅助循环方法（见图3-1-7）。该装置在心室舒张期通过对小腿、大腿及臀部的序贯加压，使舒张期反搏波压力峰值升高至150～170mmHg，广泛应用于缺血性心脏病以及充血性心力衰竭的治疗。2013年欧洲心脏病学会将EECP疗法作为Ⅱa类推荐纳入稳定性冠心病的诊治指南。EECP 能增加冠状动脉血流，促进冠状动脉侧支循环的形成，提高运动耐量，有学者将EECP称为被动的"运动"。

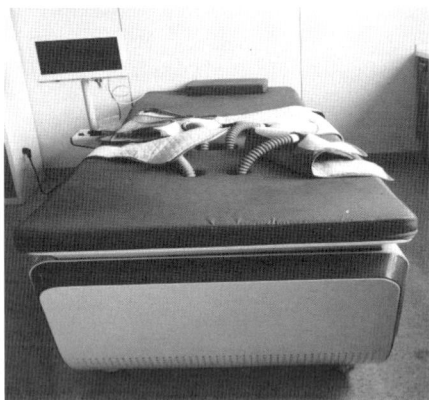

图 3-1-7　增强型体外反搏

（二）体外反搏的适应证和禁忌证

1.EECP 治疗适应证

①慢性稳定性/不稳定性心绞痛；②急性心肌梗死（梗死后）；③心源性休克；④充血性心力衰竭。

需要注意的是，EECP 应用于充血性心力衰竭治疗时应加强生命体征的监测，且选择已经处于稳定期、NYHA Ⅱ级或以下的患者。

2.EECP 治疗禁忌证

伴有可能干扰 EECP 设备的心律失常，以及以下情况属于禁忌范围：①各种出血性疾病或出血倾向；②活动性血栓性静脉炎；③失代偿性心力衰竭[通常指心功能Ⅲ～Ⅳ级]；④严重肺动脉高压（平均肺动脉压＞50mmHg）；⑤严重主动脉瓣关闭不全；⑥下肢深静脉血栓形成；⑦需要外科手术的主动脉瘤；⑧妊娠期。

（三）体外反搏在Ⅱ期心脏康复中的应用

Ⅱ期心脏康复EECP个人训练计划应该根据患者的危险分层确定，定期进行心率、血压、12导联心电图和超声心动图检查，评估患者的安全和健康状况。EECP治疗可在心血管事件发生的2周后开始。建议患者每周进行3～5次的EECP治疗和训练。每次治疗包括60minEECP和医务人员监护下的个体化运动训练，一般情况下为5～10min热身，20～30min中等强度的有氧运动（60%～80%VO₂max），并逐渐增加到60min。运动结束应有5～10min放松时间。

（四）体外反搏在Ⅲ期心脏康复中的应用

Ⅲ期心脏康复是心脏康复项目的维持阶段，主要强调长期维持健康的生活方式、二级预防药物服用及运动训练。例如在家或者社团监督下持续体育锻炼，改善饮食生活习惯，控制危险因素。高危组患者应当尽可能每周接受1～2次EECP治疗。低危或中危组患者可进行中等强度以上的有氧运动训练及抗阻训练，必要时可再次接受EECP治疗。再次的EECP治疗周期持续15～20d，1h/d，保持心脏功能在日常生活中处于更佳状态。

十、居家心脏康复过程中出现并发症的处理

（一）居家心脏康复中运动康复的适应证

冠心病（心肌梗死、稳定型心绞痛、PCI术后、冠脉搭桥术后）；稳定的慢性心力衰竭；心脏瓣膜病术后、大血管手术后；心肌病、先天性心脏病；心脏移植术后；有冠心病风险因素（血脂异常、高血压、糖尿病、肥胖、吸烟等）；外周性动脉疾病。

（二）居家心脏康复中运动康复风险分层与监督方式

运动康复风险分层与监督方式（根据AHA2013年运动测试与训练标准科学声明更改）（见表3-1-2）。

表3-1-2　居家心脏康复中运动康复风险分层与监督方式

心血管状况	活动、医学监督、ECG、血压监测
Class A：健康人群	
1. 无心血管症状和疾病，无已知冠心病风险因素（男性＜45岁，女性更年期前）。 2. 无心血管症状和疾病，心血管风险因素＜2个（男性≥45岁，女性更年期后）。 3. 无心血管症状和疾病，心血管风险因素≥2个（男性≥45岁，女性更年期后）	活动：无限制，参照一般运动指南； 医学监督：无； ECG、血压监测：无
Class B：已知心血管疾病，高强度运动下发生不良事件的风险较低，但风险仍大于健康人群	
1. 此类人群符合以下任何一项诊断：①冠心病（心肌梗死、搭桥术后、PCI术后、稳定型心绞痛、运动测试异常、冠脉造影异常）病情稳定。②瓣膜病（不包括严重瓣膜反流与狭窄），且符合下文列出的临床症状。③先心病（根据第27届贝塞斯达会议建议风险分层）。④心肌病：EF≤30%，包括符合下文列出的临床症状的稳定心衰患者，不包括肥厚型心肌病和最近发生心肌炎的患者。⑤运动测试中的异常情况不符合高风险Class C的条件。 2. 此类人群需符合以下列出的所有临床症状：①NYHA Ⅰ或Ⅱ级。②运动能力＞6METs值。③无心衰症状。④静息、运动测试和6METs值以下活动中无心肌缺血症状。⑤运动中收缩压升高趋势正常。⑥静息和运动中无阵发性或持续性室性心动过速。⑦能够自我监测运动强度	活动：需由专业医务人员制定个性化运动处方； 医学监督：早期运动训练需有医务人员监督（通常6～12次课程）； ECG、血压监测：早期阶段
Class C：运动中出现心血管不良事件的风险较高，或无法自我监督活动强度，或无法理解推荐的运动强度	

续表

心血管状况	活动、医学监督 ECG、血压监测
1. 此类人群符合以下任何一项诊断：①冠心病，符合下文列出的临床症状。②瓣膜病（不包括严重瓣膜反流与狭窄），且符合下文列出的临床症状。③先心病（根据第27届贝塞斯达会议建议风险分层）。④心肌病：EF≤30%，包括符合下文列出的临床症状的稳定心衰患者，不包括肥厚型心肌病和最近发生心肌炎的患者。⑤没有控制的复杂室性心律失常。 2. 此类人群需符合以下列出的任一临床症状：① NYHA Ⅲ 或Ⅳ级。②运动测试结果此类人群符合以下任何一项诊断：a. 运动能力<6METs值；b. 运动负荷<6METs值时，出现心绞痛或缺血性 ST 段压低；c. 运动中收缩压降低至静息以下；d. 运动时出现短阵室性心动过速。③曾出现心脏骤停（如急性心肌梗死导致的心脏骤停）。④医生认为危及生命的疾病状况	活动：需由专业医务人员制定个性化运动处方 医学监督：全程运动训练需有医务人员监督 ECG、血压监测：全程监护
Class D：需要限制活动的不稳定心律失常	
1. 不稳定的心肌缺血。 2. 重度有症状的瓣膜狭窄和反流。 3. 先天性心脏病（根据第27届贝塞斯达会议建议风险分层需要限制活动的）。 4. 不稳定的心力衰竭。 5. 没有控制的心律失常。 6. 其他运动可能导致病情恶化的疾病	限制活动，需控制病情直至患者符合 Class C，日常活动需根据临床医生判断制定

（三）心血管疾病患者运动风险分层

根据心血管疾病运动风险分层，低危和中危的患者方可行居家心脏康复（见表3-1-3）。

表3-1-3　心血管疾病运动风险分层

项目	运动测试	非运动测试	备注
低危	①运动测试和恢复期间无复杂室性心律失常；②运动测试和恢复期间无心绞痛或其他明显症状（如异常的呼吸短促、头晕或眩晕）；③运动测试和恢复期间有正常的血流动力学反应（即随着工作负荷的增加和恢复，心率和收缩压有适当的上升和下降）；④功能储备≥7METs	①静息时左心室射血分数≥50%；②无并发症的心肌梗死或再血管化；③静息时无复杂的室性心律失常；④无慢性心力衰竭；⑤发病或手术后无局部缺血的症状或体征；⑥无临床抑郁症	每一项都符合时为低危
中危	①有心绞痛或其他明显症状，例如只在高强度运动时（≥7METs）出现异常的呼吸短促、头晕或眩晕；②运动测试或恢复期间有轻至中度的静息时局部缺血（ST段较基线压低≤2mm）；③功能储备≤5METs	①静息时左室射血分数为40%～49%；②无临床抑郁症	不符合典型高危或低危者为中危

续表

项目	运动测试	非运动测试	备注
高危	①运动测试或恢复期间有复杂的室性心律失常；②有心绞痛或其他明显症状，例如在低强度运动时（＜5METs）或恢复期间有异常的呼吸短促、头晕或眩晕；③运动测试或恢复期间有严重的静息时局部缺血（ST段较基线压低≥2mm）；④运动测试时有异常的血流动力学反应（即随着工作负荷增加存在心率变异或心跳无力、心率变时性功能不全），或收缩压下降，或恢复期间有异常的血流动力学反应（如严重的运动后低血压）	①静息时左室射血分数＜40%；②心脏停搏或晕厥史；③静息时复杂的心律失常；④有并发症的心肌梗死或再血管化；⑤慢性心力衰竭；⑥发病或手术后有局部缺血的症状或体征；⑦伴有临床抑郁症	存在任何一项为高危

（四）居家心脏康复中运动注意事项

只在身体状况良好的时间里进行运动，避免在身体状况不佳或睡眠不足的情况下运动。注意运动不要过分勉强，特别是有运动习惯的不要过度运动。注意不要在起床后和饭后马上运动，最好在1～2h后开始运动。一旦脱水会使血液浓度增加，促使血栓形成，所以在运动的"之前、期间、之后"要注意补充水分。注意不能用含酒精的饮料来补充水分。注意运动中的身体状况，若出现呼吸困难、胸痛、头晕、眼花、浮肿等症状，则要立即中止运动，并要向自己的主治医生咨询。

（五）居家运动康复中出现不舒服的紧急处理

1.呼吸困难、唇色紫绀

处理：立即停止运动，自测呼吸频率和血氧饱和度，坐位休息，有条件者可以吸氧，如5min内症状无缓解，应尽快就医。

2.胸闷、胸痛

处理：立即停止运动，测血压、心率。症状不能缓解者可舌下含服硝酸甘油，每5min含服1次，15min后仍未缓解者需立即就医。

3.头晕、头痛、冷汗、脸色苍白

处理：立即停止运动，测血压。若收缩压＞240mmHg，或舒张压＞110mmHg，或收缩压下降≥20mmHg，休息5min后复测血压，无明显下降或收缩压无上升至正常水平，仍伴有头晕、冷汗、恶心等症状，则需立即就医。糖尿病患者需测血糖，若血糖≤3.9mmol/L，则需立即口服补充糖分，每隔15min复测血糖，直至血糖正常，并及时到内分泌科及心血管科复诊。

4.心悸

处理：立即停止运动，测心率。若休息2～3min后症状改善且无不适者，则需择期就医；若休息2～3min后仍有症状且复测心率未恢复常态者，则需及时就医。

5.关节痛

处理：立即停止运动。无论有无明确扭伤或挫伤，突发剧烈疼痛，需按以下步骤处理：制动→冰敷→加压包扎→看医生。

6.腹痛、恶心、呕吐

处理：立即停止运动，测血压、心率。若患者有糖尿病，则需立即监测血糖。记录并关注下一次运动有无再发，并告知心脏康复医师。若休息后症状无缓解，则需要及时就医。

7.肌肉痛

处理：立即停止运动。疼痛轻微可立即冷敷，2h后可自行按摩涂药酒，无缓解者需就医治疗。疼痛剧烈者需立刻制动并就医诊治。

第二节 居家心脏康复护理技术

一、居家心脏康复的徒手体适能评估

世界卫生组织对体适能的定义是指在处理好日常工作之外，身体既不会感到过度疲劳，又有多余精力和体力去享受休闲娱乐以及应付突发事件，主要分为与健康相关的体适能和与技能相关的体适能。健康体适能是体质研究的重要内容，包括心肺适能、肌肉适能、身体成分和柔韧性等。健康体适能的水平是改善人体功能和防控慢性病风险的重要指标，能有效降低疾病的复发率和病死率。

体适能评估是心脏康复/二级预防评估项目的重要组成部分，侧重评价患者身体功能、反映总体身体状况。在常规医学评估的基础上进行体适能评估有助于：①了解患者的身体功能状况，进一步明确是否存在运动禁忌证；②对患者进行危险分层，预测运动康复期间发生不良事件的风险；③制定个体化的运动康复方案和选择适当的监护等级；④评估治疗效果、调整康复方案。因此，准确、全面的体适能评估是康复治疗安全、有效的保障。

（一）心肺适能评估

2min踏步试验（2-mimute step test，2MST）是通过计数受试者2min内单侧膝盖能达到指定高度（通常为髌骨与髂前上棘连线中点的高度）的次数。

（二）肌肉适能评估

握力测试：患者双手通过握力器测出最大握力值。

30s手臂屈曲试验：患者取坐位，肘关节固定，优势手抬哑铃肘屈曲–伸直为一次，记录30s能完成次数。

30s椅子站立试验：患者坐于高43cm的凳子上，双手交叉置于胸前，坐–站为1次，记录30s能完成的次数。

（三）柔韧性适能评估

抓背试验：指导患者肩后伸，一手从上往下，另一手从下往上，双手在背部尽量沿脊柱方向相互接触或重叠，动作稳定维持2s以上，测量双手中指指尖之间的距离。

坐椅前伸试验：患者取坐位，优势侧腿伸直，脚跟着地，另一侧腿屈膝成90°、脚平放于地面，双手掌心向下重叠，双臂伸直并尽力向前伸，测量中指指尖与足尖的距离并记录。

（四）平衡适能评估

单腿站立试验：指导患者一腿屈膝，脚抬离地面15～20cm，双腿不能相碰，并保持双手自然下垂于身体两侧，动作维持的时间为测量结果。

2.4m起身行走试验：患者从坐高43cm的椅子上起身、步行2.4m、返回椅子恢复原位所用的时间。记录时间、距离。

（五）心脏康复的徒手体适能居家评估操作流程（见表3-2-1）和评价标准（见表3-2-2）

表3-2-1　心脏康复的徒手体适能居家评估操作流程

项目	操作流程	要点说明
	根据订单时间，提前与患者或家属沟通，按时上门护理，向家属和患者做自我介绍，并核对订单信息，做好解释	确认患者
评估	1.环境评估：评估维护场所是否清洁、宽敞、安全。 2.患者初次评估：询问患者近1个月有无发生过心绞痛或心肌梗死，询问患者近期有无关节痛、胸痛、头晕等症状，询问患者目前自我感觉（Borg评分），向患者宣教活动相关安全注意事项，测量血压、心率、血氧饱和度。 3.评估病史、生活习惯、危险因素、心血管功能和运动风险、精神、心理状态、营养状态，生活质量以及全身状态和疾病认知。 4.询问患者1~2h前有无剧烈运动、24h前有无饮酒、进餐时间、四肢活动、进食等情况，评估患者穿戴衣物及鞋子是否适合	排查未控制的不稳定性心绞痛、心功能Ⅳ级、未控制的严重心律失常、未控制的高血压（静息收缩压＞180mmHg或静息舒张压＞100mmHg）、高热或严重感染、恶病质状态、多器官功能衰竭或无法配合等治疗禁忌证
护理过程	1.自身准备：洗手、戴口罩，做好自身防护。 2.用物准备：握力测试、秒表、计数器、皮尺、坐高43cm的椅子。 3.环境准备：选择舒适体位，注意隐私保护 4.解释：做好解释（徒手体适能评估的目的、过程及注意事项）。①徒手体适能评估的目的、方法、操作流程；②操作中出现胸闷、胸痛等不适时及时举手示意。	注意隐私保护

续表

项目	操作流程	要点说明
护理过程	5. 徒手体适能评估：①心肺适能评估：2MST，记录患者2min内单侧膝盖能达到指定高度（髂前上棘‑髌骨的中点）的次数，记录次数。②肌肉适能评估：a.握力测试：患者双手通过握力器测出最大握力值。b.30s手臂屈曲试验：患者取坐位，肘关节固定，优势手抬哑铃肘屈曲‑伸直为一次，记录30s能完成次数。③柔韧性适能评估：a.抓背试验：指导患者肩后伸，一手从上往下，另一手从下往上，双手在背部尽量沿脊柱方向相互接触或重叠，动作稳定维持2s以上后测量双手中指指尖之间的距离。b.坐椅前伸试验：患者取坐位，优势侧腿伸直，脚跟着地，另一侧腿屈膝成90°、脚平放于地面，双手掌心向下重叠，双臂伸直并尽力向前伸，测量中指指尖与足尖的距离并记录。④平衡适能评估：单腿站立试验，指导患者一腿屈膝，脚抬离地面15～20cm，双腿不能相碰，并保持双手自然下垂于身体两侧，动作维持的时间为测量结果，记录时间	指导患者在徒手体适能评估时的配合要点；心理护理，心脏康复训练需要长期坚持
	观察：操作过程中患者面色、神志、有无出汗、胸闷不适。操作结束后测血压、心率、血氧饱和度	询问患者主观感觉
	安置患者：协助患者取半卧位、卧位等体位	
患者教育和记录	1. 洗手、整理用物。2. 记录：在居家护理记录单上记录患者治疗时间、体适能徒手测定情况以及患者主观感觉情况。3. 做好患者和照顾者健康教育	注意关注患者及照顾者对心脏康复中五大处方的掌握情况，根据患者的自我管理手册及需求，给予相应的健康指导，教会其选择合适的运动方式、运动时间、运动频率

表3-2-2 心脏康复的徒手体适能居家评估评分标准

项目	项目总分	操作要求	评分等级及分值				实际得分
			A	B	C	D	
仪表	3	工作衣、帽、鞋穿戴整齐,戴口罩,符合规范	3	2	1	0	
操作前评估	6	环境评估,评估维护场所是否清洁、宽敞、安全,是否适合居家徒手体适能评估	3	2	1	0	
		患者评估:①询问患者近1个月有无发生过心绞痛或心肌梗死,询问患者近期有无关节痛、胸痛、头晕等症状,询问患者目前自我感觉(Borg评分),向患者宣教活动相关安全注意事项,评估患者穿戴衣物及鞋子是否适合。②测量血压、心率、血氧饱和度。③是否合适行徒手体适能评估	3	2	1	0	
用物准备	3	检查握力测试、秒表、计数器、皮尺、坐高43cm的椅子的性能是否良好	3	2	1	0	
核对信息	6	核对姓名、病案号,向患者解释目的、过程及配合方法。	3	2	1	0	
		询问患者1~2h前有无剧烈运动、24h前有无饮酒、进餐时间、四肢活动、进食等情况	3	2	1	0	
操作过程	60	心肺适能评估:指导患者动作是否到位,使用计数器计数是否准确	15	10	5	0	
		肌肉适能评估:指导患者在正式开始前预试验2次,后做2~3次,取最佳数值	15	10	5	0	

续表

项目	项目总分	操作要求	评分等级及分值				实际得分
			A	B	C	D	
操作过程	60	柔韧性适能评估：指导患者在正式开始前预试验2次，后做2～3次，取最佳数值，指导患者动作的准确性，测量的准确性	15	10	5	0	
		平衡适能评估：指导患者在正式开始前预试验2次，后做2～3次，取最佳数值	15	10	5	0	
操作后	9	测量血压、心率、血氧饱和度	3	2	1	0	
		整理用物，记录评估情况，手卫生	3	2	1	0	
		向患者宣教心脏康复知识，根据评估结果向患者讲解合适的运动方式	3	2	1	0	
质量控制	13	徒手体适能评估操作前的准备到位，操作过程中指导患者进行评估有效，操作过程中全程观察患者的面色、心率、血氧饱和度情况，数据测量准确	5	3	2	0	
		操作熟练、动作流畅	5	3	2	0	
质量控制	13	具有良好的沟通技巧，体现人文关怀	3	2	1	0	
总计	100						

主考老师：_____ 年 _____ 月 _____ 日

二、呼吸操训练

呼吸操是一种结合体能和呼吸功能的训练，可以有效地改善心肺功能，主要通过加强呼吸控制、腹式呼吸、呼吸肌刺激以及增加胸廓顺应性来增加肺部通气功能，改善呼吸效率。经常做呼吸操可以增加肺活量，提高血氧饱和度，增强体质，强健心肺功能，减少并发症的发生。

（一）训练方法

（1）颈部运动：吸气抬头，呼气回位，做2次；吸气左转，呼气回位，吸气右转，呼气回位。

（2）扩胸运动：站立位，双手自然垂于体侧，左脚向外跨一步，双手抬高重叠于胸前，吸气扩胸，呼气回位，右脚向外跨一步，双手抬高重叠于胸前，吸气扩胸，呼气回位。

（3）转身运动：吸气左脚向外跨一步，展开双臂，呼气双手平伸，向左旋转上身及臀腰部，吸气回位，呼气整理。吸气右脚向外跨一步，展开双臂，呼气双手平伸，向右旋转上身及臀腰部，吸气回位，呼气整理。左右交替各进行4～8次。

（4）侧屈运动：吸气左脚向外跨一步，左手叉腰，呼气右臂贴耳侧身，吸气回位，呼气整理。吸气右脚向外跨一步，右手叉腰，呼气左臂贴耳侧身，吸气回位，呼气整理。

（5）蹲起运动：吸气左脚向外跨一步，双手抬高，呼气下蹲，吸气回位，呼气整理。吸气右脚向外跨一步，双手抬高，呼气下蹲，吸气回位，呼气整理。

（6）抬腿运动：双手叉腰，双腿交替抬高，抬高单腿时吸气，恢复时呼气，双腿交替抬高4～8次。

（7）原地踏步放松。

以上动作可重复8遍。

（二）注意事项

（1）训练前评估训练方案是否符合患者当下病情，在训练过程中应循序渐进，以患者可耐受为度。

（2）注意观察自我反应，训练时或训练后如出现疲劳、乏力、头晕等，应暂停训练。

（3）每次训练的时间不宜过长，训练过程中配合一呼一吸，逐步做到习惯在活动中进行腹式呼吸。每次训练10～20min，避免疲劳。

三、哑铃、弹力带康复训练

抗阻训练运动可改善全身微循环状态，增强活动能力，加强肌肉的拉伸，帮助肌肉放松，同时增加骨密度，有助于预防或减缓骨质疏松，增强重要部位的力量，提高上下肢肌力和躯干控制能力，提高心肺耐力。抗阻训练的三要素：正确的动作技术、合理的训练负荷、科学的训练计划。

（一）哑铃康复训练

哑铃属于非固定器材，一对简单的哑铃可以训练到全身大部分肌肉，用哑铃可以进行前期中低强度的训练。心肺疾病患者恢复期用哑铃进行肌力、体能、核心训练，可改善机体平衡、协调能力，提高心肺及运动功能。

1.适应证与禁忌证

（1）适应证：心血管疾病恢复期患者，缺乏体力活动及长期卧床患者，中老年人的健身训练。

（2）禁忌证：病情不适合运动的患者，没有意愿且不配合的患者。

2.训练前准备

（1）评估：评估患者体适能、肌力、关节活动度，选择合适重量的哑铃1对（重量从1～2kg逐渐增加）。若无哑铃，则可以用矿泉水瓶代替。

（2）健康教育：告知患者哑铃训练的目的和方法，训练中的配合要点，训练中密切观察患者状态及有无不适等。

（3）训练前热身：拉伸、放松准备5～10min，具体步骤如下。

第1节 颈部拉伸运动：两脚分开，与肩同宽，将颈部充分向前后左右拉伸。

第2节 肩部绕环运动：两脚分开，与肩同宽，前臂弯曲，双手放在肩膀上，前后环绕各2周。

第3节 肩背伸展运动：两脚分开，与肩同宽，左手与肩同高，穿过胸前向右侧伸展，右手按住伸展的手肘向身体靠拢，左右交替。

第4节 膝关节环绕运动：屈膝，双手放在膝盖上，左右环绕各2周。

3.训练方法

第1节 直立持哑铃耸肩：自然站立，两手下垂持哑铃于体侧，两肩同时向上耸起，使肩峰尽量靠近耳朵，先左侧后右侧，然后快速同时耸肩。在耸肩过程中不要屈肘。

第2节 持哑铃内外旋：自然站立，两脚分开略宽于肩，手持哑铃，置于体侧。两臂同时由内向外或由外向内绕环，练习时上体不得随之转动。

第3节 持哑铃头部旋转：自然站立，两脚分开略宽于肩，手持哑铃，置于体侧。头部由左向右旋转，然后再反方向转动。

第4节 哑铃前平举：自然站立，两脚分开略宽于肩，双手握住哑铃，放在大腿前方，保持手臂稍微弯曲，让手掌面对大腿。双臂提高哑铃直到与上臂平行或者略高。

第5节 持铃屈肘：自然站立，两脚分开与肩同宽，手持哑铃置于大腿前，拳眼朝外，上身正直，两肩不动，两侧交替屈肘。练习过程中腰部不得前后转动，上臂微贴于胸部两侧。

第6节 颈后弯举：自然站立，两脚分开与肩同宽，手持哑铃正上举，拳眼朝后，两臂同时向颈后屈肘。向颈后屈肘时，腹部不得向前挺出。

第7节 哑铃推举：双手持哑铃，注意手心向前方，举起、放下哑铃。

第8节 直立哑铃胸前提拉：站立，双脚稍做分开。双手持哑铃，屈肘端与肩平齐，放下。

第9节 体侧屈：站立，两脚分开与肩同宽。手持哑铃置于大腿外侧，拳眼向前，连续交替向左右侧屈。向左侧屈体时右臂上举并屈肘，左臂尽量往左小腿部拉伸。练习时两腿伸直，腰部不得向前弯曲。

第10节 鱼重哑铃深蹲：弓步站立，双手握住哑铃。后腿下蹲，膝盖略高于地面。然后吸气，还原体位。

（二）弹力带康复训练

弹力带康复训练可根据患者的耐受程度，选择不同力量的弹力带与运动幅度。锻炼时机体通过克服弹性阻力完成肌肉收缩，达到增强肌肉、关节和韧带运动功能，增强肌肉力量和耐力，提高心肺功能的目的。

1.适应证与禁忌证

（1）适应证：心血管疾病稳定期患者，心血管介入治疗、心脏外科术后心肺功能稳定者。

（2）禁忌证：各种心血管疾病急性发作期或进展期患者、心肺功能不稳定者。

2.训练前准备

（1）用物准备：选择合适的弹力带，合适的场地、环境，弹力带握法：将弹力带在手心和手背之间缠绕1～2圈，紧握弹力带。

（2）健康教育：告知患者弹力带康复训练的目的和方法，训练中的配合要点，训练中密切观察患者状态及有无不适等。

（3）热身运动（每组动作两个八拍）

第1节 颈部拉伸运动：两脚分开，与肩同宽，将颈部充分向前后左右拉伸。

第2节 肩部绕环运动：两脚分开，与肩同宽，前臂弯曲，双手放在肩膀上，前后环绕各2周。

第3节 肩背伸展运动：两脚分开，与肩同宽，左手与肩同高，穿过胸前向右侧伸展，右手按住伸展的手肘向身体靠拢，左右交替。

第4节 膝关节环绕运动：屈膝，双手放在膝盖上，左右环绕各2周。

3.训练方法

第1节 直臂上举外展：双手掌心向前，双臂外展，背部挺直，呼气时双上臂打开，吸气时缓慢回到原位。

第2节 前平举：双手掌心向下，腹部收紧，背部挺直，呼气时双臂向上向前抬起，呼气时缓慢回到原位。

第3节 侧平举：双手掌心向下，呼气时双臂外展与地面平行，吸气时缓慢回到原位。

第4节 上肢推举：双手掌心相对，腹部收紧，背部挺直，呼气时肩肘前推，吸气时缓慢回到原位。

第5节 弓箭步颈、后臂屈伸：弓步，肩膀向下向后，腹部收紧，背部挺直，双手贴近头部，双肘关节指向天花板，上臂保持原始位，呼气时手臂伸直，垂直于地面，吸气时缓慢回到原位。

第6节 弓步上肢提拉：弓箭步，身体前倾，腹部收紧，背部挺直，呼气时肘屈，肩后伸，吸气时缓慢回到原位。

第7节 提膝腿外展：一腿前脚掌勾住弹力带末端，另一腿单腿踩住弹力带，呼气时向上抬腿，吸气时缓慢回到原位，吸气时向侧方踢腿，呼气时缓慢回到原位，左右交替进行。

第8节 弹力带蹲站髋外展：双脚分开，与肩同宽，双手紧握弹力带，贴近身体两侧，双腿屈曲30°～45°，呼气时，身体直立，吸气时，缓慢回到原位，而后，直立位下，呼吸时左腿外展，吸气时缓慢回到原位，左右交替进行。

第9节 躯干侧屈：双脚分开，与肩同宽，双手紧握弹力带，贴近身体两侧，呼气时身体侧屈，吸气时缓慢回到原位，左右交替进行。

第10节 弹力带硬拉：双脚分开，与肩同宽，双手紧握弹力带，贴近身体两侧，双脚踩住弹力带，呼气时腰部挺直，吸气时缓慢回到原位。

4.注意事项

（1）做好训练前评估，穿着宽松衣服、训练鞋。

（2）根据患者情况选择合适的运动项目。运动负荷应循序渐进地增加，开始时负荷不要过大，避免受伤。

（3）主动活动时动作宜平稳、缓慢，尽可能达到最大关节活动范围，活动量大小以感到自己没有明显的疲劳感为度。

（4）训练中动作应有节律地重复数次，运动幅度由小到大，循序渐进，尽可能达最大活动范围后维持数秒。

（5）在训练过程中，若出现气短、喘憋、胸闷等症状，则应立即终止活动。

（6）有心绞痛、心律不齐、因疾病需要卧床、深静脉血栓形成、硬膜外镇痛影响肌力、严重恶心呕吐、腹泻情况不宜进行运动。

（7）在进行弹力带、哑铃运动过程中，勿屏气，应配合进行呼吸训练，用力时呼气，放松时吸气。训练前、训练结束后需测量血压、心律、血氧饱和度。

四、中医康复技术——八段锦

八段锦是一套独立而完整的中医传统健身气功，属于中小强度的有氧运动，将躯体四肢的运动与呼吸节律运动相结合，运动强度和动作的编排次序符合运动学和生理学规律，可加强肌力，改善呼吸、循环系统等功能，是健身气功中流传最广的功法之一。

1.适应证与禁忌证

（1）适应证：慢性充血性心力衰竭、冠状动脉粥样硬化、原发性高血压等患者；慢性阻塞性肺气肿、支气管哮喘等呼吸系统疾病康复期患者；有增强体质、提高免疫力需求者。

（2）禁忌证：急性心肌梗死（AMI）、经皮冠状动脉介入治疗（PCI）或冠状动脉搭桥术（CABG）后合并心源性休克或心力衰竭患者。

2.训练方法

训练前热身：拉伸、放松。

预备式：左脚开步，与肩同宽，屈膝下蹲，掌抱腹前，呼吸自然。

第1节 两手托天理三焦：直立，两臂自身体两侧上举至头顶，两手五指相对，翻掌掌心托天，仰首观之，两足跟离地，同时吸气。稍作闭气，两手下落，足跟踏地复原，同时呼气。此动作可重复做8遍。

第2节 左右开弓似射雕：左手比出"7"的姿势，右手维持竖拳。想象自己正在拉弓射雕。直立，右足向右横出一步，呈右弓步，双手在胸前交叉后，左手手指呈竖剑指向左推出，头随之左转，目视左手示指，右手握拳平胸，如拉弓状，同时吸气。复原直立时呼气。向右开弓动作似向左。此动作左右各做8遍。

第3节 调理脾胃须单举：直立，左手翻掌上举，五指并拢，掌心向上，指尖向右，昂首目视左手，右手同时下按，掌心向下，指尖向前，同时呼气。复原时呼气。右手上举时动作相似。此动作左右交替各做8遍。

第4节 五劳七伤往后瞧：直立，右足向前跨出成右弓步，头部慢慢右转，目视身体右后方脚跟，右手下按，左手上举齐额，同时吸气。复原时呼气。左转时动作似右转。此动作左右各做8遍。

第5节 摇头摆尾去心火：两脚尽量分开，约为肩宽的两倍，屈膝下蹲成骑马势，足尖分开成外八字，两手翻掌向外，虎口扶膝上。头部及上身先向左摆，重心移到左脚成左弓步，同时吸气，复原时呼气。向右摆时动作似向左。此动作左右各做8遍。

第6节 两手攀足固肾腰：直立，上体前屈，膝部挺直，两手攀握两足尖，头略抬高，同时吸气，恢复直立时呼气，同时以两手背部抵住后腰，上体后仰。此动作可反复做8遍。

第7节 攒拳怒目增力气：两足分开与肩同宽，下蹲成骑马式，双手握拳置腰间，拳心向上，双手握紧，转拳怒目而视时吸气出右拳，复原时呼气。双手握拳置腰间，拳心向上，双手握紧，转拳怒目而视时吸气，换左手出拳，复原时呼气。此动作可重复做8遍。

第8节 背后七颠百病消：直立，两臂下垂，掌心自然垂置腰间中央，两膝伸直。吸气时两足跟抬起离地1～2寸，同时头向后仰，双掌背屈，足趾尖向下方抓地，同时吸气。复原时呼气。此动作反复做7遍。

3.注意事项

（1）松静自然是练功的基本要领，也是最根本的法则。松是指精神与形体两方面的放松。这里的"自然"是指"道法自然"。

（2）准确灵活。准确主要是指练功时的姿势与方法要正确，合乎规格。灵活是指习练时对动作幅度的大小、姿势的高低、用力的大小、习练的数量、意念的运用、呼吸的调整等都要根据自身情况灵活掌握。

（3）练养相兼。练是指形体运动、呼吸调整与心理调节有机结合的锻炼过程。养是通过上述练习，身体出现的轻松舒适、呼吸柔和、意守绵绵的静养状态。

（4）循序渐进。只有经过一段时间和数量的习练，才会做到姿势逐渐工整，方法逐步准确，动作的连贯性与控制能力得到提高，对动作要领的体会不断加深。

（5）若在练习中出现心慌、气短、头晕、抖动等不适症状，则应马上终止练习，避免出现偏差。

（6）预备式练习采用自然呼吸，由胸式呼吸逐渐转变为细匀深长的腹式呼吸，从而达到不调而自调的目的。

第三节　互联网咨询问答式内容

详见二维码

第四章

老年患者居住环境评估与指导

本章着重提升老年专科护士对老年患者居家生活环境的安全性评估的能力，要求能根据老年患者身、心机能老化衰退后使用的便利性，给出包括地面、灯光、设施等的适老化合理建议及家庭健康监测设备的指导，提高老年患者日常生活活动的独立自主能力，确保老年患者居家的安全，减少意外事件的发生。老年患者安全环境的评估范围以老年患者的活动范围为主，无障碍环境是基本要求，例如地板、门、窗、楼梯、浴室、厕所等安全，而水电安全也是不可忽视的。除了评估和指导建筑设计外，也需要对室内物品摆放进行评估和指导，特别是针对失能、失智的老年患者。

第一节　老年患者居家适老化环境标准

一、老年患者居家适老化环境标准

（一）入户门

1.入户门的宽度

单扇门的有效宽度不应小于800mm，子母门的门户有效宽度不应小于1200mm。入户门是关系到老年患者外出方便与否的重要环节，尤其是对于使用拐杖和轮椅的老年患者，宽一些的入户门可以方便其出入。对老年患者实施护理、救助等行动时，也需要宽一些的入户门，可以方便设备进出。

2.入户门内设施

入户门内应设更衣、换鞋空间，并设置坐凳、扶手。很多老年患者有进门换鞋的习惯。因此，在户门和门厅处有必要合理安排更衣、换鞋空间，并安装扶手、坐凳。

3.入户门门槛

户门内外不宜有高度差或门槛，如有尽量用缓坡代替，或以明显的颜色做区分，且其高度不应超过20mm。

4.入户门选择

入户门宜用平开门，门应避免太重，尽量避免推拉门或自动门。若为推拉门，尽量采用杆式把手，避免选用球形把手，杆式把手应向内侧弯，安装高度距地面0.80～0.85m。老年患者常常需要外界的帮助和护理，安全性就显得比私密性更重要。在老年患者居住的套型户门上设置探视窗，可以方便护理人员和家属及时观察到户内的异常情况，从而及时救助。失智症患者家里的门可以安装报警器，一旦打开可以发出警报提醒家属，也可以将门用帘子挡住，隐蔽起来，以降低走失的风险。

（二）室内过道

1.室内过道宽度

室内过道的有效宽度不应小于1.0m。过道是连接房间之间的交通空间。老年患者随着下肢及视力功能的下降，行动时需要各种辅助设施。为使老年患者能借助拐杖、轮椅或其他人行走，应保证足够的过道宽度。使用轮椅者室内过道的宽度最好能在1.5m以上，保证轮椅有回转的空间。

2.室内过道扶手

为保证老年患者行走的安全，过道应设置连续的扶手。对于一些健康状况良好的老年人，出于减少依赖性和心理负担的考虑，可以预留安装扶手的构造，并标明位置，以便在需要时安装。

单层扶手的安装高度为0.80～0.85m，双层扶手的安装高度分别为0.65m和0.90m。在大多数情况下，设置单层扶手就可以满足各类群体的需要。有条件时可设置双层扶手，上层扶手的高度适合老年患者站立和行走，下层扶手适合轮椅使用者和儿童。

3.室内过道地面

室内过道地面及其与各居室地面之间应无高度差。过道地面应高于卫生间地面，标高变化不应大于15mm，门口应做缓坡以不影响轮椅通行。当过道与厨房、卫生间之间有高度差时，应使用不同的颜色和材质予以区分，但应注意不要因高度差和材质的变化导致羁绊和打滑等情况。

4.室内通道光线

自然采光的光线照射方向应避免与动线平行，以免眩光导致视线不清。若无法改变采光方向，则应设置遮光设备。

（三）卫生间

1.卫生间位置

老年患者卧室最好能够与卫生间相邻。老年患者去卫生间的次数较一般人频繁。因此，卫生间应设置在距离老年患者卧室近的地方。

2.卫生间地面

卫生间地面应平整，以方便使用轮椅的老年患者使用，地面应选用防滑材料。老年患者使用的卫生间应方便轮椅进出，地面不应有过高的门槛或门轨等突出物，卫生间处用长条形集水槽取代挡水门槛。卫生间的地面易积水，所以应采用防水、防滑材料。

3.卫生间门

卫生间入口的有效宽度不应小于1.0m。轮椅的最小通过宽度为1.0m。宜采用推拉门或外开门，并设透光窗及从外部可开启的装置。老年患者易在卫生间内发生意外，为使其能得到及时的发现和救助，卫生间的门应能够顺利地从外面打开，建议采用推拉门或外开门，并安装可以从外部打开的门锁。

4.卫生间扶手

浴盆、便器旁应安装扶手。扶手的安装位置因老年患者衰老和病变的部位不同而变化。

5.卫生洁具

卫生洁具的选用和安装位置应便于老年患者使用。应采用坐式马桶，且马桶高度适当，以0.42～0.45m为宜；不建议老年患者使用盆浴，可采用淋浴的方式；建议在浴室内使用浴凳，让老年患者坐着淋浴，降低跌倒的发生风险，并降低老年患者因沐浴所产生的疲惫感。使用盆浴时需要在浴缸底部安装防滑垫，浴盆外缘距地高度宜小于0.45m，浴盆一端宜设坐台。宜设置适合坐姿的洗面台，洗面台的高度应适当降低，可以让老年患者坐着洗脸。洗面台下应留有足够的腿部空间，以方便轮椅使用者使用。在洗面台侧面应安装横向扶手，可同时用作毛巾撑杆。

老年患者使用的卫生洁具宜选用白色，以便及时发现排泄物的异常，并易于清洁。但马桶圈最好选择与地面有强烈色差的颜色，建议使用蓝色等，使得视力下降的老年患者不会坐空。

6.热水供应

热水供应系统出水温度应为40～50℃。大多数家庭采用安装热水器的方式提供热水，目前各种局部供热水设备的操作普遍比较复杂，不利于老年患者使用。水龙头的开关形式应为手腕、肘部或手臂等均能方便开关，故宜采用压力式或感应式水龙头为好，若为旋转式，最好为长臂杠杆式，采用不同颜色区分冷热水龙头。

淋浴器安装防烫阀，防止老年患者调节水温操作异常时烫伤。

7.呼叫系统

卫生间安装有明显标识的紧急求助呼叫器，应为手拉或与按钮相结合的呼叫方式，按钮应距地0.8～1.0m，拉绳末端距离地面不宜高于0.3m。卧室可安装在床头柜上，建议使用语音声控呼叫系统。

（四）厨房

1.厨房面积

老年患者使用的厨房面积不应小于 4.5m²，供轮椅使用者使用的厨房面积不小于 6m²，轮椅回转面积不小于 1.50m×1.50m。厨房中操作繁多，应充分考虑操作的安全性和方便性。

2.厨房台面

厨房操作台长度不少于 1.9m，宽度不小于 0.55m，高度为 0.80～0.85m，供轮椅使用者使用的台面高度不高于 0.75m，台下净高不小于 0.68m，深度不小于 0.25m。应合理配置洗涤池、灶具、操作台的位置。操作台的安装尺寸应以方便老年患者和轮椅使用者使用为原则。厨房水龙头安装漏水报警系统，并能够自动切断供水。

3.燃气灶具

应选用安全型灶具。使用燃气灶时，应安装熄火自动关闭燃气的装置。厨房中的燃气和明火是最危险的因素，老年患者使用的厨房应设置能自动关闭燃气的装置。

（五）起居室

1.起居室面积

起居室为老年患者和家人活动较多的区域，部分家庭起居室兼具有餐厅的功能，要求起居室的面积不宜过小。

2.起居室的地板

起居室的地面应防滑，避免使用滑动的地毯；起居室与卧室、厨房、餐厅连接时，不应有高度差。老年患者会经常往返于起居室与其他房间，所以起居室与其他各房间的地板最好没有高度差，如果与卫生间和厨房有一定高度差，需要做成小坡道便于使用轮椅的老年患者出入。

3.起居室的采光和通风

老年患者视觉能力减退，起居室内应使用亮度较高的灯具，不留阴影。老年患者对光的适应能力减弱，在夜晚使用的灯具，宜使用可调光的灯具，减少刺眼和不适应等情况；老年患者对眩光敏感，各种灯具的灯罩宜选用漫射型乳白色玻璃灯罩，特别是镜子处的灯光不应映在镜子中。起居室应保持明亮（老年患者的亮度要求是年轻人的 3 ~ 5 倍），有直接采光、自然通风。如果老年患者需要经过起居室才能到达卫生间，则应在起居室安装地脚灯，以方便老年患者晚上安全到达卫生间。

4.起居室的电源插座

电源开关、插座不适宜设置在角落，以距离墙角 1.0m 以上为宜。老年患者蹲下站起不易，所以电源开关插座的高度应以距离地面 0.85 ~ 1.25m 为宜，最好高 0.95m，让老年患者站着或坐轮椅时均可使用。老年患者举手不易，灯、空调的开关高度不宜超过1.35m。

（六）卧室

1.卧室的面积

老年患者的卧室尽量安排在一楼。若老年患者住在高层，则应特别注意窗户、阳台等处需加高安全护栏，或窗户只能打开小部分，以避免老年患者意外坠落。老年患者卧室短边净尺寸不宜小于2.50m，轮椅使用者的卧室短边净尺寸不宜小于 3.20m。

2.卧室的布置

老年患者的卧室宜留有护理空间。卧室是老年患者停留时间最长的房间，也是老年患者放松和休息的房间。因此，卧室需要布置得温馨而简洁。

床头边适合摆放较宽的床头柜，便于放置水杯、电话、药品等常用物品，床边应设置安全的电源插头。为方便有行动障碍的老年患者上下床活动，应根据老年患者身体情况的不同，在卧室床的两边可以留出 1.50m×1.50m 的轮椅调转空间，便于对老年患者进行护理。卧室需要采用大键盘的电话，方便老年患者使用。

3.卧室的床

卧室的床应调整到适合的高度，即老年患者坐在床边时，双脚刚好能够踩到地面，使双脚有支撑的作用。床摆放的位置可靠近窗户的地方，白天可以接受阳光的照射，但要防止冬季或夜晚冷风吹到床头。对于部分老年患者（失智症、行为异常者），需要在床两边增加护板。采用有滚轮的床时，需要将滚轮拆除。

老年患者使用的床罩需要裹紧床垫，并将长出的床单塞在床垫下面，不得将床单下垂至床的边缘。对于虚弱的老年患者建议使用尿壶或床边坐便椅，避免夜间如厕增加跌倒风险。

卧室的主要灯源应靠近床头位置，并增设一个控制面板或者采用遥控开关，便于老年人休息后仍能够方便地控制开关，避免起床，增加跌倒风险。

4.卧室房门

卧室宜采用推拉门。若采用平开门，则应采用杆式门把手；宜选用内外均可开启的锁具。推拉门对于轮椅使用者来说尤其方便。为使老年患者在卧室中发生意外时能得到及时救助，应选用可从外部开启的门锁。

5.适宜的室温

由于老年患者体质弱，抵抗气温变化的能力差，对室内温度要求较高，室内温度要求为 24 ～ 26℃，最佳湿度是 50% ～ 60%。

老年患者温度感知能力下降，冷风直吹可导致老年患者受凉感冒、关节疼痛，需在设计时注意。

尽量采用集中供暖，移动式供暖有发生烫伤、火灾的安全隐患，失智症患者家里避免使用。

6.阳台

老年患者起居室最好设有阳台（不要对阳台进行封闭）。阳台是近在咫尺的户外活动空间，对丰富老年患者的生活无疑是非常难得的。阳台作为放松和愉悦心情的空间，应保证其适当的面积，宜设置种植花草的空间。为防止老年患者产生眩晕，减少恐高心理，增加安全感，阳台栏杆的高度要求比一般住宅的略高，应不低于1.10m。

老年患者的阳台宜设置电动晾衣架，地面做好防滑。

（七）楼梯环境

注意楼梯间的照明亮度，避免看不清台阶，或太亮造成反光。台阶要注意防滑，避免老年患者发生失足滑倒等意外。楼梯要装有扶手，每一个台阶上粘贴明显的止滑条。楼梯间不堆积杂物，保持通道通畅，以便于通行。

（八）其他

保持家中清洁，物品定期做好归类整理收纳，保持地面通道通畅，常用物品摆放在随手可及的柜子上，尽量减少弯腰取物，禁止爬高取物。需要经常检查冰箱内食物的保质期，以免发生食物中毒等。失智症患者家中的清洁用品、打火机、锐器、药品等都应该收纳到患者不容易取到的地方，以免误伤、误食以及导致火灾等意外事件。使用热水袋、电热毯的老年患者要避免烫伤和引发火灾，做好使用指导。

二、评估工具的使用

由于居家环境危险因素很多，评估起来较困难。目前，在各种居家环境评估工具的发展过程中，已有针对不同的问题或群体所发展出来的评估工具（见表4-1-1和表4-1-2）。通过相应评估工具的使用，可及早监测出高危群体，作为预防的第一步。

表4-1-1　老年患者居住环境安全评估要素表

场所	评估内容	评估要素	评估结果
一般居室	光线	光线是否充足	□是 □否
	温度	是否适宜	□是 □否
	地面	是否平整、干燥、无障碍	□是 □否
	地毯	是否平整不滑动	□是 □否
	家具	放置是否稳定、固定有序，有无妨碍通道	□是 □否
	床	高度是否在老年患者膝下、与其小腿长度基本相等	□是 □否
	电线	安置如何，是否远离火源、热源	□是 □否
	取暖设备	设置是否妥当	□是 □否
	电话	紧急号码是否显而易见，是否放在易取的地方	□是 □否
厨房	地板	有无防滑措施	□是 □否
	燃气	"开""关"的按钮是否醒目	□是 □否
浴室	浴室门	门锁是否内外均可以开	□是 □否
	地板	有无防滑措施	□是 □否
	便器	高低是否合适，有无扶手	□是 □否
	浴盆	高度是否合适，澡盆内、淋浴下有无防滑垫或洗澡凳子	□是 □否
楼梯	光线	光线是否充足	□是 □否
	台阶	是否平整无破损、高度是否合适，台阶是否明显可见，色彩差异是否明显	□是 □否
	扶手	有无扶手、扶手是否牢固	□是 □否

表4-1-2　预防老年患者跌倒居家环境评估

评估内容	评估结果
1. 楼道及进门处光线充足	□是 □否
2. 楼梯明显可见，阶梯完整	□是 □否
3. 夜间卧室、卫生间、过道有光亮	□是 □否
4. 地上地毯完整，无破洞或卷边等绊物	□是 □否
5. 地面平整，不容易摔倒或滑倒 *	□是 □否
6. 盆浴或淋浴房、楼梯有扶手 *	□是 □否
7. 澡盆内、淋浴下有防滑垫或凳子 *	□是 □否
8. 家具结实、稳妥，且便于老年患者坐起 *	□是 □否
9. 衣柜各层举手可用，不需爬高 *	□是 □否

注：* 代表重要参考问题；"是"多表示居家环境有利于防止老年患者跌倒；
"否"多说明居家环境不利于防止老年患者跌倒，建议整改。

第二节 家庭健康监测设备

随着老龄化程度的加重，老年患者的比例越来越高。大部分老年患者伴随有心血管疾病、呼吸系统疾病、糖尿病等慢性病，但是对老年患者进行实时看护是不现实的。通过信息系统和互联网应用技术，对老年患者进行24h的监护就成了一种极其可行的必要手段。智能可穿戴设备满足了老年患者健康管理、运动健身、医疗服务、安全保障、文化娱乐等多样化需求，其主要类型包括智能眼镜、智能手表、智能腕带、智能跑鞋、智能戒指、智能臂环、智能腰带、智能头盔、智能纽扣等。

一、适老化智能可穿戴设备的功能要求

针对老年患者在实际使用过程中低可玩性、高实用性的特点，适老化智能可穿戴设备应具有保障设备在线、紧急呼叫、定位、通话等功能。

（1）充电不及时是老年患者使用智能可穿戴设备突出的问题，为保障设备在线，建议具备以下功能：①采用低功耗、高性能微处理器和轻量操作系统，只设计必备功能以降低功耗。②支持低电量提醒，为设备使用人设置语音提醒，并能将提醒推送给亲友及监护人。

（2）考虑老年患者的手指灵敏度及触摸屏产品的灵敏度，建议选择物理按键，并有明显按键反馈机制（震动或提示音）的适老化可穿戴医疗健康设备。

（3）智能手环类型建议选择具有心率测量、血压测量和睡眠检测功能，能定时检测或手动触发检测，可通过语音播报检测结果的穿戴设备，以控制功耗。

（4）针对佩戴者走失、禁区管控等问题，选择的智能穿戴设备必须支持实时定位功能，且需采用多种定位方式（北斗、GPS、基站、Wi-Fi）实现精准室内外定位。考虑到定位模块对电量消耗较大，设备需支持关闭定位或设置定位频率。

（5）适老化智能穿戴必须支持一键呼救（SOS）功能，必须是物理按键，支持设置多个可排序的 SOS 号码，紧急呼救按照排序依次循环拨打电话，直至接通。

（6）智能穿戴设备需支持双向通话、来电震铃功能。

（7）适老化智能穿戴设备的典型助老功能是语音提醒，可以由看护人设置服药、洗澡、活动等提醒事项，并进行定时语音播报。

二、智能可穿戴设备的助老场景要求

智能可穿戴设备需要配合相关 APP 才能发挥家庭健康监测作用，但当前功能还远远不能满足老年患者的实时健康监护功能，尤其针对患有糖尿病、呼吸系统疾病、心血管疾病等慢性病的老年患者，其在特定疾病指征监测方面有很大空白。另一方面，智能可穿戴设备并未列入医疗器械监管范围，其测试结果准确度及测试数据能否作为医生诊疗参考数据尚有待商榷。

1.紧急呼救

适老化智能穿戴设备最重要的功能是紧急呼救，设备必须配有物理按键且标识醒目，按键后有震动或声音提醒等触感反馈机制。紧急呼救需要支持的报警送达方式有：①轮流拨打紧急呼救电话，直到接通；②发送消息到亲友手机 APP 进行提醒；③短信告知亲友。

2.亲友关怀

亲友使用设备配套 APP 可添加佩戴者信息，查看佩戴者心率、血压、睡眠等数据，查看佩戴者位置轨迹。需要支持亲友给佩戴者设置如服药等消息提醒，消息内容能够准时推送到设备，以语音方式播报。

第三节　互联网咨询问答式内容

详见二维码

第五章

常用护理技术

常用护理技术是指护理人员在居家护理服务过程中，为出院患者、罹患疾病且行动不便的特殊人群提供服务时，必须严格遵循的行为准则与操作规范，是保障居家护理服务质量的专业能力。通过培训不断提升上门护士的服务能力和专业技能，着重强化其突发状况下的紧急救治和应急处置能力；同时严格规范居家护理服务行为，全面提高上门护士的综合素养与服务水平。此外，积极探索"互联网＋护理服务"新业态的服务模式，深化"互联网＋护理服务"的服务内涵，推动居家护理服务高质量发展。

第一节　洗发操作程序及质量管理标准

目的：去除头皮屑和油污，保持头发清洁整齐，降低感染风险；维护患者自尊，增强患者自信，促进患者舒适。

一、洗发操作程序

➤ **评估要点**

1. 评估患者头发清洁程度及头皮情况。

2. 评估患者病情、自理能力及合作程度，选择适当的洗发体位。

➤ **洗手、戴口罩**

➤ **用物及环境准备**

1. 橡胶单或一次性中单、橡胶U形卷、棉球、纱布、别针、手消液。

2. 自备脸盆、水瓢、电吹风、洗发液、梳子、毛巾、浴巾（或一次性中单）、热水、污水桶、椅子（或小桌）。

3. 环境光线充足，必要时关闭门窗、调节室温；整理环境，将用物放置在便于取用之处。

➤ **核对、解释**

核对患者身份，解释操作方法及配合要点。

➤ **患者准备**

1. 按需协助患者排便。

2. 协助患者取仰卧位、移上半身斜向床边，将枕头垫于患者肩下，松开衣领向内反折，毛巾围于颈部并固定，铺橡胶单或一次性中单，插入U形卷，U形卷的开口处于下方。

3. 接污水桶，将棉球塞入患者耳道。

➤ **洗发**

试水温，根据患者习惯调节水温，询问患者水温情况，充分浸湿头发，倒洗发液，用指腹揉搓头皮和头发，清洗头发至洗净为止。

➤ **擦干梳发**

1. 去除毛巾并擦干头发，去除耳道棉球，清洁颜面及耳道。

2. 协助患者取舒适、安全的体位，吹干头发，梳理整齐。

➤ **整理用物**

➤ **洗手、记录**

二、注意事项

1. 洗发时间宜选择上午9～10点或者下午2～3点，气温稳定的时间段。

2. 评估室温与水温，室温在24℃以上，水温在43～45℃，注意保暖，防止患者着凉。

3. 保护患者伤口及各种导管，防止污水溅入眼、耳内，避免沾湿衣被。

4. 揉搓力量适中，避免用指甲抓头皮，防止抓伤头皮。

5. 操作时随时与患者交流，密切观察患者病情，如有异常立刻停止操作并作相应处理。

6.病情危重和极度衰弱患者不宜洗发。

三、洗发操作质量标准及检查方法

1.洗发操作质量标准见表5-1-1。

表5-1-1　洗发操作质量标准

序号	主要标准要求	是	否	不适用	备注
1	核对患者身份				
2	评估正确				
3	操作前、后洗手				
4	用物准备齐全				
5*	安置体位、导管正确				
6*	保护伤口正确				
7*	水、室温适宜，注意保暖				
8*	头发清洁				
9*	患者体位舒适、安全				
10	观察、记录正确				
11	仪表、态度、沟通，体现人文关怀				
12	操作熟练				

注：＊为质量管理关键点。

2.检查方法：询问、观察、检查记录。

第二节　床上擦浴操作程序及质量管理标准

目的：清洁皮肤，促进血液循环，预防皮肤感染等并发症；促进患者生理及心理上的舒适。

一、床上擦浴操作程序

➤ 评估要点

1.评估患者病情、意识状态、自理能力及合作程度。

2.评估患者皮肤清洁状况及有无异常、破损等。

3.评估患者导管，如尿管、胃管、外周中心静脉导管（PICC）等情况。

➤ 洗手、戴口罩

剪短指甲。

➤ 用物、环境准备

1.床刷和床刷套、橡胶单或一次性中单、手套、手消液。

2.患者自备清洁衣裤、毛巾/浴巾和脸盆、热水（以不烫手为宜），必要时备便盆、便盆巾、护肤用品（浴皂或浴液、洗面奶、润肤剂、爽身粉等）。

3.房间温度适宜，光线充足。酌情关闭门窗，调节室温。

➤ 核对、解释

核对患者身份、解释操作方法及配合要点。

➤ **戴手套**

➤ **患者准备**

    1.按需协助患者排便。

    2.根据病情调整患者体位。

    3.妥善固定患者身上的导管。

➤ **调节水温**

    根据患者习惯调节水温，询问患者温度是否合适。

➤ **清洁面部**

    询问患者是否使用洗面奶。

➤ **擦洗上肢**

    1.脱上衣，先脱近侧后脱对侧，如患者一侧肢体瘫痪或有外伤，则先脱健侧后脱患侧。

    2.在擦洗部位下垫浴巾。

    3.擦洗上肢并擦干，注意擦洗皮肤褶皱处、去除指甲处污垢。

➤ **换水铺巾**

    将浴巾铺于胸腹部，根据需要换水。

➤ **擦洗胸腹背部**

    1.减少不必要的身体暴露，避免受凉，保护隐私。

    2.注意擦洗皮肤褶皱、乳房下、脐部及腹股沟处污垢。

    3.洗净胸腹后擦干，协助患者侧卧，背向操作者。

    4.依次擦洗后颈、背部至臀部。

➤ **穿清洁上衣**

    1.先穿对侧，后穿近侧；如患者一侧肢体瘫痪或有外伤，则先穿患侧后穿健侧。

    2.注意胸腹部保暖，按需换水。

➤ **擦洗下肢、足部及会阴**

1.协助患者脱下裤子，先洗近侧后洗远侧。

2.依次擦洗踝部、小腿、大腿，可促进静脉回流，洗净后擦干。

3.移盆至足下，清洗足部。

4.换水，盖好上肢胸腹及下肢，只暴露会阴部，洗净后擦干。

➤ **更换清洁裤子**

➤ **整理床单位**

按需更换床单。

➤ **整理用物**

➤ **洗手、记录**

二、注意事项

1.饭后不宜马上擦浴。

2.操作时要关心患者，保护患者自尊、隐私，减少翻动次数和暴露面积，防止受凉。

3.擦浴时，动作要敏捷、轻柔、用力得当。随时注意水温，保持在47～50℃为宜，防止患者着凉。

4.擦浴过程中，观察患者皮肤有无异常，注意病情变化，如出现寒战、面色苍白等异常情况，应立刻停止操作，并给予适当处理。

5.擦浴过程中，注意保护伤口和导管，避免伤口受压、导管滑脱或折叠等。

三、床上擦浴操作质量标准及检查方法

1.床上擦浴操作质量标准见表5-2-1。

表5-2-1 床上擦浴操作质量标准

序号	主要标准要求	是	否	不适用	备注
1	核对患者身份				
2	评估正确				
3	操作前、后洗手				
4	用物准备齐全				
5*	操作中注意保暖、保护隐私				
6*	水温适宜				
7*	翻身方法正确，动作稳，不拖、拉患者				
8*	患者皮肤清洁				
9*	妥善安置导管、无滑出				
10	床单位平整、整洁，衣裤平整				
11	患者体位舒适、安全				
12	体现人文关怀				
13	操作熟练				

注：* 为质量管理关键点。

2.检查方法：询问、观察、检查记录。

第三节 协助患者翻身侧卧法
操作程序及质量管理标准

目的：协助无法坐起的患者更换卧位，满足检查、治疗和护理的需要，预防并发症。

一、协助患者翻身侧卧法操作程序

➢ **核对**

姓名。

➢ **安置**

放低床头，将患者身上的导管及输液装置安置妥当。

➢ **协助卧位**

协助患者仰卧，患者两手放于腹部，两腿屈曲。

➢ **翻身**

1.一人协助患者翻身侧卧法（适用于体重较轻的患者）

（1）先将患者肩、腰、臀部向护士侧移动，再将患者双下肢移向靠近护士侧的床沿。

（2）一手托肩，一手托髋部，轻轻将患者推向对侧，使其背向护士，帮助患者翻身。

2.两人协助患者翻身侧卧法（适用于体重较重或病情较重的

患者）

（1）两名护士站在床的同一侧，一人托住患者颈肩部和腰部，另一个人托住患者臀部和腘窝部，同时将患者抬起移向近侧。

（2）两人分别托扶患者的肩、腰部和臀、膝部，轻推后使患者转向对侧。

➤ 舒适安全

按侧卧位的要求，在患者背部、胸前及两膝间放置软枕，使患者安全舒适，必要时使用床挡。

➤ 检查安置

检查并安置患者肢体各关节处于功能位置；检查各种导管是否通畅。

➤ 观察、记录

观察患者背部皮肤并进行护理，记录翻身时间及皮肤状况。

二、注意事项

1.护士应注意节力原则。翻身时，让患者尽量靠近护士，使重力线通过支撑面来保持平衡，缩短重力臂，以省力。

2.移动患者时，动作应轻稳、协调一致，不可拖拉，以免擦伤皮肤。应将患者身体稍抬起再行翻身。采用轴线翻身法时，要维持患者躯干的正常生理弯曲，避免翻身时脊柱错位而损伤脊髓。翻身后，需用软枕垫好肢体，以维持舒适而安全的体位。

3.翻身时应注意为患者保暖并防止坠床。

4.根据患者病情及皮肤受压情况，确定翻身的时间间隔。如发现皮肤发红或破损应及时处理，并酌情增加翻身次数。

5.若患者身上有各种导管或输液装置，应先将导管安置妥当，翻身后仔细检查导管是否有脱落、移位、扭曲、受压，以确保导管通畅。

三、协助患者翻身侧卧标准及检查方法

1.协助患者翻身侧卧操作质量标准见表5-3-1。

表5-3-1　协助患者翻身侧卧操作质量标准

序号	主要标准要求	是	否	不适用	备注
1	操作前、后洗手				
2	解释恰当				
3*	评估正确				
4*	安置患者体位、导管正确				
5*	协助患者卧位方式正确				
6*	一人或两人协助患者翻身方式正确				
7	安置患者体位舒适				
8	再次检查安置				
9	观察、记录正确				
10	仪表、态度、沟通，体现人文关怀				
11	操作熟练				

注：＊为质量管理关键点。

2.检查方法：询问、观察、检查记录。

第四节　叩肺操作程序及质量管理标准

目的：利用手部、空气震动的方法，协助患者排出肺部分泌物。

一、叩肺操作程序

➤ 评估要点

1.了解患者病史及有无适应证，确定无禁忌证。

2.评估患者的缺氧程度、咳嗽能力、痰液黏滞度。

3.听诊肺部，以确定痰液积聚的部位。

4.评估患者的合作程度。

5.检查背部皮肤情况。

➤ 洗手、戴口罩

➤ 用物准备

听诊器、枕头，必要时准备吸引设备、吸痰管。

➤ 安置合适体位

体位取决于患者的病情及所叩的肺段，以利于分泌物排出。

➤ 肺叩击

1.方法：手指合拢呈碗状，拇指紧贴四指，用腕部力量，对胸廓部进行有节奏的叩击，叩击由下至上，由外至内，每肺叶反复叩

239

击 1 ～ 3min。

2.肺叩击时机：避免在患者生命体征不稳定时或进食前后叩击。

3.禁止肺叩击的部位：脊柱、胸骨、切口上和胸腔引流管处、肾区、肝区、脾区、女性乳房，避免直接在赤裸的皮肤上叩击。

➤ **取合适体位，指导有效咳嗽**

有效咳嗽：取坐位，双脚着地，身体前倾，或取半卧位，双手环抱枕头，进行数次深呼吸，再深吸一口气，屏气 3 ～ 5s，进行 2 ～ 3 次短促有力的咳嗽。

➤ **安置患者**

➤ **再次评估及记录**

记录痰液的颜色、性状、黏滞度和量，患者主诉；听诊肺部，并与叩肺前比较。

二、注意事项

1.适应证：

（1）有潜在的发生呼吸道并发症风险的卧床患者；

（2）大手术后的患者，术后预防呼吸道并发症；

（3）改善呼吸功能。

2.禁忌证：

（1）不稳定的头颅、脊髓损伤；

（2）肺栓塞；

（3）大咯血；

（4）多发肋骨骨折；

（5）肺癌；

（6）肺大疱；

（7）哮喘急性发作；

（8）急性心肌梗死早期；

（9）活动性出血或凝血障碍；

（10）未处理的胸腹主动脉夹层动脉瘤等。

3.叩肺方法：叩击顺序为由下至上，由外至内。建议每肺叶反复叩击1～3min，但叩击的力度与时间应以患者能耐受为度。

4.对于痰液黏稠度为Ⅲ度的患者，应在改进湿化的基础上再叩肺。

5.严密监测患者血压、脉搏、呼吸及血氧饱和度的变化，重视患者主诉及反应，避免在患者生命体征不稳定时或进食前后进行叩肺。

三、叩肺质量管理标准及检查方法

1.叩肺操作质量标准见表5-4-1。

表5-4-1　扣肺操作质量标准

序号	主要标准要求	是	否	不适用	备注
1	操作前、后洗手				
2	解释恰当				
3*	评估正确				
4*	安置患者体位正确				
5*	肺叩击方法正确				
6*	能指导患者进行有效咳嗽				
7	安置患者体位舒适				
8	再次评估及方法正确				
10	观察、记录正确				
11	能说出叩肺禁忌证及禁忌部位				
12	仪表、态度、沟通，体现人文关怀				
13	操作熟练				

注：* 为质量管理关键点。

2.检查方法：询问、观察、检查记录。

第五节　居家患者生命体征检测
操作程序及质量管理标准

目的：判断生命体征有无异常；协助诊断，为预防、治疗、康复和护理提供依据。

一、居家患者生命体征检测操作程序

➤ 评估

1.评估患者年龄、目前病情、治疗情况和合作程度等。

2.评估患者口腔、腋下、外耳道、肛门、上肢等测量部位有无异常。

3.评估患者有无影响测量的因素（进食、剧烈活动、情绪激动等）。

➤ 洗手、戴口罩

➤ 准备用物

红外线耳温计或已消毒的水银体温计、秒表、血压计、听诊器、纱布、棉签、润滑油。

➤ 核对、解释

核对患者身份，解释操作方法及配合要点。

➤ 测量体温

1.水银体温计：

（1）口腔测量法：将体温计放于患者舌下热窝，嘱患者用鼻呼吸，勿用牙咬，测量3min。

（2）腋下测量法：擦干腋窝汗液，将体温计水银端放于腋窝正中深处并贴紧皮肤，屈臂过胸夹紧体温计，测量5～10min。

（3）肛门测量法：患者侧卧、屈膝仰卧或俯卧，用润滑油润滑肛门，将体温计轻轻插入肛门3～4cm，测量3min。

（4）擦净体温计，若测肛温应擦净患者肛门处，看清体温计数值，将结果告知患者或家属。

（5）将体温计甩至35℃以下。

（6）将体温计放入污物杯内。

2.红外耳温计：

（1）取出耳温计，正确放置探头帽后，耳温计自动开机伴随出现信号蜂鸣音，当在界面显示"-- --"后，开始测量体温。

（2）将探头轻柔地放入患者耳道，按下"START"按钮，指示灯闪烁，提示正在测量体温。

（3）指示灯保持3s常亮，并伴随一声长的蜂鸣音后，提示体温测量结束。

3.记录。

▶ **测量脉搏**

1.根据患者情况选择合适的测量部位，如颈动脉、股动脉、肱动脉、桡动脉、足背动脉等。

2.患者取放松舒适体位，操作者以右手食指、中指触及动脉搏动处测1min，计数。

3.测量短绌脉时应两人合作，由听心率者发出开始与停止的指令，同时计数1min脉搏和心率。

4.记录，短绌脉记录为心率/脉搏。

➤ **测呼吸**

1.患者取舒适体位，操作者将手放于诊脉处，状似测量脉搏（或延续测量脉搏的手不动），观察胸廓起伏，一起一伏为1次，计1min呼吸次数。

2.同时观察呼吸深度、节律、音响、形态及有无呼吸困难。

3.记录。

➤ **测量血压**

1.水银血压计（汞柱式血压计）：

（1）根据患者情况选择测量部位，以肱动脉为主要测量动脉，如有肢体异常，选择健侧肢体。

（2）暴露上臂，手掌向上，使上臂、血压计零点与心脏处于同一水平。

（3）打开水银槽开关，排尽袖带内空气，平整无褶地缠于上臂中部，下缘距肘窝2～3cm，松紧以可放入2～3个手指为宜。

（4）置听诊器于肱动脉搏动处，用一手固定，避免塞入袖带下。

（5）关闭气门，一手捏加压气球，充气至动脉搏动消失再升高2～4kPa（16～32mmHg）。缓慢放开气门，速度为4mmHg/s为宜。

（6）判断血压：听诊器首次出现清晰的"砰砰"声（柯氏音第1相）时对应刻度为收缩压，柯氏变调或消失时对应刻度为舒张压。

（7）取下袖带，排尽余气。关气门螺帽，整理放入盒内，将血压计倾斜45°，关闭水银槽开关，关闭盒盖，平稳放置血压计，帮助患者恢复体位。

2.电子血压计：

（1）按电源开关，选择测量部位，暴露患者上臂，手掌向上，使上臂、血压计零点与心脏处于同一水平。

（2）排尽袖带内空气，平整无褶地缠于上臂中部，下缘距肘窝2～3cm，松紧以可放入2～3个手指为宜。

（3）按下血压键，等待读数。

（4）读取数值。

3.记录。

▶ **用物处置**

体温计、血压计按要求消毒处理。

▶ **洗手**

二、注意事项

1.测量体温注意事项：

（1）给婴幼儿、意识不清或不合作的患者测量体温时，应协助扶持温度计，不宜离开。

（2）对于婴幼儿、精神异常、昏迷、不合作、口鼻手术或张口呼吸的患者，禁忌测量口腔体温。对于腋下有创伤、手术、炎症、腋下出汗较多、极度消瘦的患者，不宜测量腋下温度；对于直肠或肛门手术、腹泻、心肌梗死的患者，不宜测量肛温。

（3）避免影响体温测量的各种因素，如进食、运动、冷热饮、冷热敷、洗澡、灌肠等。如有上述情况，应推迟30min再测量体温。

（4）当体温与病情不相符合时，应重复测温，必要时可同时采取两种不同的测量方式进行对照。

（5）使用水银测温计测量前检查水银端有无破裂，水银柱是否在35℃以下。红外耳温计测量前确认性能正常。

2.测量脉搏、呼吸时的注意事项：

（1）当脉搏细弱难以触诊时，可用听诊器听诊1min心率代替。

（2）偏瘫患者选择健侧肢体测量。

（3）不可用拇指诊脉。

（4）如有剧烈运动、紧张、哭闹等情况，应休息30min后测量。

（5）测量呼吸时宜取仰卧位，测量过程使患者不易察觉。

3.无创血压测量注意事项：

（1）测量前需检查血压计的有效性，定期检测、校对血压计。

（2）血压测量应在患者平静时进行，遵循四定的原则：定时间、定体位、定部位、定血压计。

（3）测量肢体的肱动脉与心脏处于同一水平位置，卧位时平腋中线，坐位时平第四肋。

（4）如发现血压听不清或异常时，应重测；先排尽袖带内空气，使汞柱降至"0"，稍休息片刻再行测量，必要时做对照复查。

4.红外耳温计使用注意事项：

（1）红外耳温计的正常体温范围一般为35.8～37.6℃，同时需考虑患者个体情况。

（2）要求存放在10～40℃干燥处，避免阳光直射。

（3）要求使用酒精棉签擦拭清洁探头窗口。禁止使用酒精之外的化学试剂清洁探头窗口或将耳温计浸入水或其他液体中。

（4）耳道有出血或其他分泌物的患者勿用。

（5）耳道有急性或持续炎症的患者勿用。

（6）面部或耳部畸形的患者，尽量不要使用耳温计。

（7）使用滴耳剂或耳道内放置其他药物的患者，采用未接受治疗侧耳朵测量。

（8）使用助听器或耳塞的患者，需除去该设备20min后测量。

若耳温计指示灯熄灭并发出一阵持续的短哔哔音，提示探头位置错误。

三、体温、脉搏、呼吸、血压测量操作质量标准及检查方法

1.体温、脉搏、呼吸和血压测量操作质量标准见表5-5-1和表5-5-2。

表5-5-1 体温、脉搏、呼吸测量操作质量标准

序号	主要标准要求	是	否	不适用	备注
1	核对患者身份				
2	评估正确				
3	操作前、后洗手				
4	用物准备正确				
5*	体温计放置方法、部位、时间正确				
6*	体温测量结果正确				
7*	红外耳温计使用方法正确				
8*	测量脉搏方法、部位、时间正确				
9*	脉搏测量结果正确				
10*	测量呼吸方法、时间正确				
11*	呼吸测量结果正确				
12	用物处置正确				
13	仪表、态度、沟通，体现人文关怀				
14	操作熟练				

注：＊是质量管理关键点。

表5-5-2　血压测量操作质量标准

序号	主要标准要求	是	否	不适用	备注
1	核对患者身份				
2	评估正确				
3	操作前、后洗手				
4	用物准备正确				
5*	体位正确				
6*	使用袖带正确（部位、松紧度）				
7	听诊部位正确				
8*	血压计放置位置正确				
9*	测量方法正确				
10*	测量结果正确				
11	用物整理正确				
12*	能说出测量血压的注意事项				
13	仪表、态度、沟通，体现人文关怀				
14	操作熟练				

注：*是质量管理关键点。

2.检查方法：询问、观察、检查记录。

第六节 居家患者口腔护理 操作程序及质量管理标准

目的：主要是为生活不能自理的患者提供口腔清洁服务，保持其口腔清洁，增进口腔健康，预防并发症，维护患者自尊。

一、居家患者口腔护理操作程序

➤ 评估要点

1.评估患者病情、意识、吞咽功能、自理能力、配合程度及用药情况（如抗生素、激素等）。

2.评估患者的口唇、口腔黏膜、舌苔状况，口腔有无异味、牙齿有无松动、有无活动性义齿。

➤ 洗手、戴口罩

➤ 用物、环境准备

1.治疗碗、海绵棒、合适的漱口液、压舌板、吸水管、棉签、石蜡油、手电筒，昏迷患者备弯血管钳和棉球，需要时备张口器。

2.自备软毛牙刷、牙膏、面巾纸、一次性纸杯，按需备唇膏、口腔外用药。

3.环境整洁、光线充足。

➤ **核对、解释**

核对患者身份，解释操作方法及配合要点。

➤ **患者准备**

1.协助患者取侧卧或仰卧位，头侧向护士一侧。

2.将面巾纸垫于患者颌下，治疗碗置于口角旁。

3.观察口腔情况：湿润口唇，嘱患者张口，用压舌板轻轻撑开颊部，打开手电筒观察口腔情况，若有活动性义齿应取下。

➤ **清洁口腔**

1.漱口：协助患者用吸水管吸水漱口。

2.擦洗口腔：棉球、海绵棒不可过湿。

（1）用海绵棒蘸取漱口液擦洗，擦洗部位包括外、内、咬、上颚、颊、舌部，直至清洁。

（2）昏迷患者用弯血管钳夹棉球（避免太湿）清洁口腔。

（3）再次漱口、评估口腔情况，用面巾纸擦净面部。必要时协助清洁及佩戴义齿，酌情使用外用药。

➤ **整理**

1.撤去治疗碗、面巾纸，协助患者取舒适卧位。

2.整理床单位，分类处理用物。

➤ **洗手、记录**

二、注意事项

1.注意操作前后的口腔评估，根据口腔具体情况选择漱口液。漱口液种类有生理盐水、1% ～ 4%碳酸氢钠溶液、0.12%葡萄糖酸氯己定溶液或根据医嘱选用。如有口腔溃疡疼痛，溃疡面可使用含局麻药的口腔溃疡薄膜消炎止痛。

2.昏迷患者操作前、后应清点棉球数量，每次擦洗只能夹取一个棉球，防止棉球遗漏在口腔。棉球、海绵棒要拧干水分，不可过湿。昏迷患者禁忌漱口，防止分泌物及多余水误吸入气道。

3.擦拭时，动作的力度要适当，防止碰伤黏膜及牙龈。擦舌及上腭时，不宜过深，以免引起恶心。

4.使用开口器时，应从臼齿处放入，对牙关紧闭者不可使用暴力使其张口。

5.传染病患者使用过的物品，应按照消毒隔离原则进行处理。

三、口腔护理操作质量标准及检查方法

1.口腔护理操作质量标准见表5-6-1。

表5-6-1　口腔护理操作质量标准

序号	主要标准要求	是	否	不适用	备注
1	核对患者身份				
2	评估正确				
3	操作前、后洗手				
4	用物准备正确				
5*	选择合适漱口液				
6*	操作前、后检查口腔				
7	擦拭时力度适当，棉球、海绵棒湿度适宜				
8*	口腔清洁、无异味				
9*	口腔黏膜、口唇观察及处理正确				
10*	无呛咳、误吸发生				
11	用物处理正确				
12	患者体位舒适、安全				
13	仪表、态度、沟通，体现人文关怀				
14	操作熟练				

注：＊为质量管理关键点。

2.检查方法：询问、观察、检查记录。

第七节　床边快速血糖测定程序及质量管理标准

目的：了解患者血糖水平，为临床治疗提供依据。

一、床边快速血糖测定操作程序

➤ **评估要点**

1.评估家庭环境，所选地方要保证光线，便于操作。

2.评估进食情况，包括进餐时间及进食量，询问过敏史（酒精）。

3.评估患者手指皮肤及末梢循环情况。

➤ **素质要求（仪表、态度）**

➤ **洗手、戴口罩**

➤ **用物准备**

血糖仪、一次性采血针、相匹配的血糖试纸（试纸密码号与血糖仪内的密码牌一致），消毒干棉签、75%酒精棉签或医用酒精棉片、污物杯、利器盒、医疗黄色垃圾袋、手消液、手套。

➤ **携用物至患者身边**

➤ **核对**

核对患者身份。

> **解释**

> **戴手套**

> **测血糖**

1.选择部位，首选采集指尖（新生儿为足跟）末梢血进行检测。

2.酒精消毒采血部位，待干。

3.将试纸插入血糖仪测量口，完全推入。

4.将采血针对准手指采血部位，采血。

5.见滴血符号吸入血样，干棉签按压采血点。

6.等待血糖结果，记录。

> **整理用物**

采血针放入利器盒内，废弃试纸放入医疗垃圾袋内。

> **脱手套、洗手**

> **记录**

记录被测试者（患者）姓名、检测日期与时间、检测结果与单位、检测者签名等。

二、注意事项

1.清洁手指，选用75%酒精消毒采血部位，不可选择对检测结果有干扰的消毒剂（如碘伏）。

2.待干后采血，防止血液被稀释；用干棉签轻拭去第1滴血，使用第2滴血检测；穿刺皮肤后不可过度用力挤压，以免组织液混入血液标本造成检测结果偏差。

3.避免选择水肿、感染、末梢循环不良的部位进行检测。

4.出现血糖异常结果时，必要时重复检测一次，针对不同的原因采取处理措施。

5.血糖仪代码应与试纸代码一致。

6.血糖仪确保在制造商说明书要求的环境下使用。

7.出现以下情况时采取对应处理措施：①血糖＜3.9mmol/L；②没有特定血糖界限、伴有意识和（或）躯体改变的严重事件、需要他人帮助的低血糖；③血糖持续≥16.7mmol/L。

8.血糖仪与试纸的管理：需按WS/T 781—2021卫生行业标准建立便携式血糖仪质量控制体系，确保仪器处于正常工作状态。

三、床边快速血糖测定质量管理标准及检查方法

1.床边快速血糖测定质量管理标准见表5-7-1。

表5-7-1　床边快速血糖测定质量管理标准

序号	主要标准要求	是	否	不适用	备注
1	评估正确				
2	操作前、后洗手				
3	用物准备齐全				
4	检查所有用物有效期				
5*	试纸密码号与血糖仪内的密码牌一致				
6*	采血部位消毒方法正确				
7	试纸取出后立即将盖子盖紧				
8*	待干后采血				
9*	采血部位、方法正确				
10	吸入血量足够				
11*	正确记录结果，第二人核对				
12*	能说出危急值及处理流程				
13	用物处置正确				
14	仪表、态度、沟通，体现人文关怀				
15	操作熟练				

注：* 为质量管理关键点。

2.检查方法：询问、观察、检查记录。

第八节　居家患者管饲操作程序及质量管理标准

目的：供给营养，促进肠道功能恢复，保护肠道黏膜屏障，防止细菌移位。

一、居家患者管饲操作程序

➤ **评估要点**

1.评估患者有无恶心、呕吐、腹痛、腹胀、腹泻等。

2.评估患者置管处、鼻腔局部状况。

3.评估置管深度及通路是否良好。

4.评估患者合作程度。

➤ **洗手、戴口罩**

➤ **用物、环境准备**

治疗盘、治疗巾、一次性冲洗器、一次性治疗碗、温开水、听诊器、管饲液（温度38～42℃），手套。

➤ **核对、解释**

➤ **戴手套**

➤ **再次评估**

1.证实营养管在胃里内或空肠内：①查看置管深度。②抽出胃液、听到气过水声、尾端置于水中无气泡溢出。

2.评估胃排空情况：胃内残余量＞150mL，减慢管饲速度；胃内残余量＞200mL，暂停灌注，查找原因。

3.空肠营养管如回抽＞50mL应及时去医院。重新确认导管位置。

➤ **灌注前准备**

1.经鼻胃管或胃造瘘途径者取半坐卧位或抬高床头30°～45°。经鼻肠管或空肠造瘘途径者取舒适体位。

2.胃、空肠造瘘管留置者检查伤口。

3.垫治疗巾或纸巾。

4.一次性治疗碗内倒入温开水。

➤ **灌注**

1.用温开水（30mL）冲洗营养管。

2.缓慢注入管饲液（量和间隔时间遵医嘱，一般每次不超过200mL，间隔不少于2h）。

➤ **灌注完毕**

1.再用少量温开水（约30mL）脉冲式冲洗管路。

2.营养管封口并给予固定。

3.经鼻胃管或胃造瘘管者如病情允许，灌注后应保持原体位30～60min。

➤ **整理**

➤ **洗手、记录**

指导家属记录管饲时间，管饲液的种类、量及患者反应。

二、并发症的预防与处理

1.腹胀、腹泻：选择合适的管饲液、控制温度、操作卫生规范等。

2.恶心、呕吐：灌注时床头抬高、灌注速度由慢到快、必要时加用胃动力药、改变喂养途径等。

3.便秘：采用富含膳食纤维的肠内营养配方；制定活动计划；增加液体的摄入。

4.误吸：灌注时床头抬高30°以上，结束后保持体位30min以上；灌注前及灌注时应观察营养管位置；胃残余量＞200mL时，应减慢或根据患者情况暂停灌注；对于误吸高风险患者，应改用胃造瘘管或空肠造瘘管等。

三、注意事项

1.在灌注前、灌注中，检查营养管位置。

2.在灌注前、后，需冲洗营养管，鼻肠管需4h冲洗一次。

3.每次灌注时，需回抽检查胃残余量。

4.管饲液现配现用，配置后的管饲液需冷藏（2～10℃），并24h内用完。

5.严禁在管饲液中添加任何药物。

6.口服药给药方法：

（1）对于需连续灌注的患者，在给药前停止灌注管饲液30min，药物需充分溶解后灌注，给药前后分别用温开水30mL冲管。

（2）不同药物应分开灌注。

（3）缓释药物不宜管饲。

（4）液体制剂应稀释后给药。

四、管饲操作质量标准及检查方法

1.管饲操作质量标准见表5-8-1。

表5-8-1　管饲操作质量标准

序号	主要标准要求	是	否	不适用	备注
1	评估正确				
2	操作前、后洗手				
3	用物准备齐全、正确				
4*	管饲液新鲜无变质、温度合适				
5	体位符合要求				
6*	证实营养管在胃、肠内方法正确				
7*	能判断患者能否管饲				
8	管饲前温开水冲洗营养管				
9*	管饲方法、间隔时间、量、温度正确				
10*	管饲注入速度符合要求				
11	管饲注后冲洗营养管				
12	记录管饲时间和量、患者反应				
13*	经鼻胃管或胃造瘘者管饲后维持原位30～60min				
14	仪表、态度、沟通，体现人文关怀				
15	操作熟练				

注：＊为质量管理关键点。

2.检查方法：询问、观察、检查记录。

第九节 居家患者静脉采血操作程序及质量管理标准

目的：遵医嘱给居家患者采集血液标本，检查各种血液项目。

一、居家患者静脉采血操作程序

➤ **评估**

1.评估患者合作程度。

2.评估穿刺部位皮肤状况、静脉充盈度、血管壁弹性及肢体活动度。

➤ **洗手，戴口罩**

➤ **用物准备**

注射盘、采血试管（包含检验条形码）、采血针、消毒棉签、止血带、干棉签或灭菌棉球、锐器盒。

➤ **核对、解释**

核对患者姓名及申请检验项目，并向患者及其家属解释。

➤ **戴手套**

➤ **选择采血部位**

在穿刺点上方6～10cm处放置止血带。

➤ **消毒注射部位**

以注射点为圆心，由内向外呈环形消毒2遍，消毒范围直径大于5cm。

> **➤ 再次查对**

核对患者身份信息及检验项目；扎上止血带。

> **➤ 采血**

1.待碘伏挥发干后，将针头切面朝上，与手臂呈15°～30°穿刺，避免反复穿刺。

2.见回血后，按顺序依次插入采血管，真空耗尽后拔管并立即混匀。在第一个采血管内见血液流入时，即可松开止血带。

> **➤ 拔针**

干棉签按压进针点，拔针，按压。

> **➤ 安置患者**

> **➤ 用物处置**

> **➤ 洗手**

二、血肿的预防与处理

1.预防：操作前仔细询问患者有无凝血功能障碍，注射完毕后指导患者或家属准确按压注射部位，按压时间充分，对于有凝血功能障碍的患者，要适当延长按压时间。

2.处理：有血肿形成者，及时对症处理。

三、注意事项

1.尽量采用真空采血器采血，确认试管、采集时间和采血量等。

2.做生化检验时须抽取空腹血，应提前告知患者禁食，以保证检验结果的准确性。

3.采取药物浓度血标本时注意药物的半衰期。

4.采血过程中，应观察患者有无晕血、晕针等异常情况，并及时处理。

四、静脉采血操作质量标准及检查方法

1.静脉采血操作质量标准见表5-9-1。

表5-9-1　静脉采血操作质量标准

序号	主要标准要求	是	否	不适用	备注
1	评估正确				
2	操作前、后洗手				
3	用物准备齐全、正确				
4*	三查七对				
5*	正确执行静脉采血程序				
6*	拔针方法正确				
7*	严格执行无菌技术				
8	患者舒适、痛感较小				
9	用物处置正确				
10	仪表、态度、沟通，体现人文关怀				
11	操作熟练				

注：* 为质量管理关键点。

2.检查方法：询问、观察。

第十节　居家患者肌内注射操作程序及质量管理标准

目的：不宜口服、要求起效快而又不适于或不必要采用静脉注射的药物，可采用肌内注射。

一、居家患者肌内注射操作程序

➤ **评估**

1.评估患者合作程度。

2.评估注射部位皮肤和皮下组织状况，有无瘢痕、硬结、红肿、感染等情况。

3.评估患者用药情况（了解既往用药史、过敏史）。

➤ **洗手，戴口罩**

➤ **用物准备**

注射盘、按医嘱备药（包含给药条形码）、注射针筒（2mL或5mL）、消毒棉签、干棉签或灭菌棉球、锐器盒。

➤ **核对、解释**

核对患者姓名、药名、浓度、剂量、质量、有效期、用法、时间，并向患者及其家属解释。

➤ **正确抽吸药液，放在注射盘内**

➤ **核对、询问过敏史**

➤ **解释**

➤ **戴手套**

➤ **取位**

协助患者取侧卧位或坐位。

➤ **定位**

1.臀大肌十字法：从臀裂顶点向左或向右后作水平线，然后从髂嵴最高点作一垂线，在其外上象限内注射部位，注意避开内角。

2.臀大肌连线法：取髂前上棘与尾骨连线的外1/3。

➤ **消毒注射部位**

以注射点为圆心，由内向外呈环形消毒2遍，消毒范围直径大于5cm。

➤ **注射**

1.排气。

2.绷紧皮肤。

3.进针角度：与皮肤呈90° 快速进针。

4.进针深度为枕头的2/3（消瘦者和患儿进针深度酌减）。

5.固定针管。确定无回血、缓慢而均匀推药。

6.观察患者反应。

➤ **拔针**

干棉签按压进针点，拔针，按压。

➤ **安置患者**

➤ **用物处置**

➤ **洗手**

三、并发症的预防与处理

1.出血

预防：操作前仔细询问患者有无凝血功能障碍，注射完毕后指导家属准确按压注射部位，按压时间充分，有凝血功能障碍者要适当延长按压时间。

处理：有血肿形成者，及时对症处理。

2.硬结形成

预防：①准确掌握注射深度。②避免长期在同一个部位注射，注射时避开瘢痕、炎症、皮肤破损处。③严格执行无菌操作。④对于一些难吸收的药液，注射后及时给予局部热敷或按摩。

处理：遵医嘱予以湿敷、热敷等。

3.神经损伤

预防：①正确选择注射部位，避开神经和血管走行部位进针。②注射过程中认真听取患者的主诉，如发现神经支配区麻木或放射痛，应立即拔针，停止注射。

处理：遵医嘱给予理疗、热敷、营养神经药物治疗。

三、注意事项

1.严格执行查对制度和无菌操作原则。

2.刺激性强的药物不宜肌内注射。

3.选择合适的注射部位，避开硬结和瘢痕。对需长期注射者，应有计划地更换注射部位，并选择细长针头。

4.对于出现局部硬结的患者，可指导采用热敷等方法缓解。

5.切勿将针头全部刺入，以防针梗从根部折断。

6.观察注射后疗效和不良反应。

7.根据药物性质选择合适的针头，如油剂应选择9号及以上针头。

四、肌内注射操作质量标准及检查方法

1.肌内注射操作质量标准见表5-10-1。

表5-10-1　肌内注射操作质量标准

序号	主要标准要求	是	否	不适用	备注
1	评估正确				
2	操作前、后洗手				
3	用物准备齐全、正确				
4*	三查七对				
5*	询问过敏史				
6*	正确抽吸药液、剂量正确				
7*	注射部位、方法正确				
8	体位正确				
9	拔针方法正确				
10*	严格执行无菌技术				
11	患者舒适、痛感较小				
12	用物处置正确				
13	仪表、态度、沟通，体现人文关怀				
13	操作熟练				

注：* 为质量管理关键点。

2.检查方法：询问、观察、实践操作程序。

第十一节 居家患者皮下注射操作程序及 质量管理标准

目的：不宜口服、要求起效快而又不适于或不必要采用静脉注射、肌内注射的药物，可采用皮下注射。

一、居家患者皮下注射操作程序

➢ 评估

1.评估患者用药情况（了解既往用药史、过敏史）。

2.评估注射部位皮肤和皮下组织状况，有无瘢痕、硬结、水肿等。

3.评估患者的合作程度。

➢ 洗手，戴口罩

➢ 用物准备

注射盘、注射器（1mL或2mL）、药物、消毒棉签、干棉签、污物盒、锐器盒。

➢ 核对药物

核对出院医嘱、出院带药（姓名、药名、浓度、剂量、有效期、用法）。

➢ 正确抽吸药液，放在注射盘内

➤ **核对，询问过敏史**

➤ **解释**

➤ **戴手套**

➤ **取位**

协助患者取平卧位或坐位。

➤ **定位**

根据情况可选择上臂三角取下缘、两侧腹壁、后背、大腿前侧和外侧等部位。

➤ **消毒皮肤**

以注射点为圆心，由内向外呈环形消毒2遍，消毒范围直径大于5cm。

➤ **注射**

1.排气（预装或注射器如无需排气）。

2.绷紧皮肤（对于消瘦者，注射时可提起局部皮肤，并在注射全程保持褶皱）。

3.进针角度，与皮肤垂直或呈30°～40°进针。

4.进针深度为针头的2/3（消瘦者及患儿的进针深度酌减）。

5.固定针栓，确定无回血，注入药物（注射完毕后停留5～10s）。

6.观察患者反应。

➤ **拔针**

拔针，用干棉签按压进针点。

➤ **安置患者**

➤ **用物处置**

➤ **洗手**

二、并发症的预防与处理

1.出血

预防：操作前仔细询问患者有无凝血功能障碍，注射完毕后指导家属准确按压注射部位，按压时间充分，有凝血功能障碍者要适当延长按压时间。

处理：有血肿形成者，及时对症处理。

2.硬结形成

预防：①准确掌握注射深度。②避免长期在同一个部位注射，注射时避开瘢痕、炎症、皮肤破损处。③严格执行无菌技术。④对于一些难吸收的药液，注射后及时给予局部热敷或按摩。

处理：遵医嘱予以湿敷、热敷等。

3.神经损伤

预防：①正确选择注射部位，避开神经和血管走行部位进针。②注射过程中认真听取患者的主诉，如发现神经支配区麻木或放射痛，应立即拔针，停止注射。

处理：遵医嘱给予理疗、热敷、营养神经药物治疗。

三、注意事项

1.严格执行查对制度和无菌操作原则。

2.刺激性强的药物不宜皮下注射。

3.对于长期注射者，应有计划地更换注射部位。

4.过于消瘦者，可捏起局部皮肤，并在注射全程保持褶皱。

5.低分子肝素优选腹壁（上起自左右肋缘下1cm，下至耻骨联合上1cm，左右至脐周10cm，避开脐周2cm以内），捏起皮肤褶皱垂直进针，缓慢推注药物，推注10s再停留10s，注射全程提捏住皮褶，可减少皮下出血和注射部位疼痛。注射完毕后迅速拔出针头，一般情况无需按压；如穿刺点有出血或渗液，指导家属用干棉签垂直向下按压3～5min。

6.预混胰岛素注射前先放置于手心内滚动10次，再前后甩动10次，直至液体呈白色均匀云雾状。用75%酒精消毒注射部位。注射时，捏起皮肤垂直进针，大拇指完全按下注射推键不松开，注射完毕至少停留10s后拔针。

四、皮下注射操作质量标准及检查方法

1.皮下注射操作质量标准见表5-11-1。

表5-11-1　皮下注射操作质量标准

序号	主要标准要求	是	否	不适用	备注
1	评估正确				
2	操作前、后洗手				
3	用物准备齐全、正确				
4*	三查七对				
5*	询问过敏史				
6*	正确抽吸药液、剂量正确				
7*	注射部位、方法正确				
8	体位正确				
9	拔针方法正确				
10*	严格执行无菌技术				
11	患者舒适、痛感较小				
12	用物处置正确				
13	仪表、态度、沟通，体现人文关怀				
13	操作熟练				

注：* 为质量管理关键点。

2.检查方法：询问、观察。

第十二节　女患者导尿操作程序及
质量管理标准

目的：解除尿潴留、留取尿标本、观察记录尿量，是泌尿系统手术后的恢复以及促进昏迷、尿失禁者膀胱功能恢复的一个重要手段，在诊断、治疗急危重症患者中起着积极的作用。

一、女患者导尿操作程序

➤ 评估要点

1.评估患者的病情、意识、排尿状况、治疗情况。

2.评估患者的合作程度。

3.评估患者的膀胱充盈度和会阴部情况。

➤ 洗手、戴口罩

➤ 用物准备

屏风（必要时）、治疗盘、生理盐水10mL、一次性无菌导尿包（内有一次性治疗巾、弯盘、镊子、碘伏棉球、石蜡油棉球、气囊导尿管、引流袋、无菌手套、10mL注射器、洞巾、尿液收集试管等）。

➤ 核对、解释

➤ 环境准备

保护患者隐私。

> **安置体位**

协助患者取仰卧位，两腿屈膝自然分开，充分暴露外阴。

> **初步消毒**

1.打开无菌导尿包，戴手套，将一次性治疗巾垫于臀下。

2.消毒原则：持镊子夹碘伏棉球自上而下、从外到内消毒，每个棉球只用1次。

> **再次消毒**

1.更换无菌手套、铺洞巾。

2.检查导尿管气囊有无破损、漏气，导尿管后端接引流袋，液状石蜡棉球润滑导尿管前端，放入弯盘内备用。

3.消毒原则：持镊子夹碘伏棉球自上而下、从内到外消毒尿道口、两侧小阴唇、尿道口。

> **插导尿管**

1.嘱患者放松，持另一镊子夹导尿管，轻轻插入尿道口4～6cm，见尿液流出后再插入1～2cm，用注射器向导尿管气囊内注入生理盐水10mL，轻轻拉导尿管遇阻力即可。

2.根据需要留取尿标本。

3.脱手套，移去用物。

4.固定导尿管于患者大腿内侧。

> **固定引流袋**

1.引流袋低于膀胱水平，防止尿液逆流。

2.观察尿液的颜色、性状和量以及患者反应。

> **安置患者**

> **宣教及观察记录**

1.记录导尿的时间，观察尿液的颜色、性状和尿量以及患者的反应等情况。

2.告知患者留置尿管期间的注意事项。

➤ **拔管**

将气囊内液体抽尽，动作轻柔地将导尿管拔出，整理床单位。

➤ **观察、记录**

二、并发症的预防与处理

1.尿道黏膜损伤

预防：操作时动作轻柔；安慰患者，避免过度紧张；选择型号合适的导尿管；拔导尿管时，抽尽气囊内液体后再拔除。

处理：导尿管所致的黏膜损伤，轻者无需处理或对症处理即可痊愈；损伤严重者，需请专科会诊。

2.尿路感染

预防：严格执行手卫生、无菌操作技术；尽量避免留置导尿，掌握适应证，尽快拔管；维持无菌密闭引流；防止尿道黏膜损伤。

处理：发生尿路感染时，遵医嘱处理，在使用抗菌药物前更换或拔除导尿管。

3.尿道出血

预防：插管动作轻柔，插入导尿管后，第1次引流尿液不超过1000mL。

处理：镜下血尿一般无须处理，出血严重者，遵医嘱用药或采用膀胱冲洗。

4.漏尿

预防：尿管勿受压及扭曲，夹管时间合适，保持引流通畅；气囊注入液体量合适。如长期留置导尿管，建议妥善固定导尿管。

处理：恢复引流通畅，冲洗或重新更换导尿管，调整气囊注水量，选择合适型号的导尿管。

三、注意事项

1.评估患者是否需要导尿：

（1）减少不必要的置管。

（2）通过各种护理措施均无法引导患者排尿时可留置导尿管。

（3）留置导尿的适应证主要为急性尿潴留或膀胱出口梗阻，以及需精确记录尿量的患者，如危重患者。

（4）增加安宁疗护患者的舒适度。

（5）可考虑使用便携式B超检查仪进行膀胱扫描，以决定是否有必要对患者进行留置导尿。

（6）避免对尿失禁患者常规留置导尿。

2.建议留置导尿管期间每日评估，一旦无须使用，应尽早拔除，避免导尿管相关尿路感染的发生。

3.导尿管固定：女患者采用高举平台法固定导尿管于大腿内侧。

4.健康教育：

（1）留置导尿者每日进行会阴护理，保持会阴部的清洁。

（2）妥善固定引流袋低于膀胱水平，避免导尿管及引流管扭曲，避免接触地面或放在地上；不支持频繁更换引流袋，具体更换频率可参照产品说明书。一旦发生无菌状态被打破、接头（连接）处断开或尿液漏出，应使用无菌方法更换导尿管和引流袋。根据病情鼓励在留置导尿期间多饮水，每日饮水量为2000mL左右。

四、女患者导尿质量管理标准及检查方法

1.女患者导尿质量管理标准见表5-12-1。

表5-12-1 女患者导尿质量管理标准

序号	主要标准要求	是	否	不适用	备注
1	评估正确				
2	操作前、后洗手				
3	注意保护患者的隐私				
4	向患者解释导尿的目的				
5*	严格执行无菌操作				
6*	插管动作轻、稳、准				
7	误插入阴道时更换导尿管				
8*	导尿管及引流袋固定妥善，引流通畅				
9	向患者做好置管期间的宣教				
10	用物、污物处理正确				
11	护理记录完整（插管、拔管、引流情况）				
12	拔管符合要求				
13	能说出留置导尿管的注意事项				
14	仪表、态度、沟通，体现人文关怀				
15	操作熟练				

注：＊为质量管理的关键。

2.检查方法：询问、观察、检查记录。

第十三节　清洁间歇导尿操作程序及质量管理标准

目的：通过间歇导尿可使膀胱间歇性扩张，有利于保持膀胱容量和恢复膀胱的收缩功能，规律排出残余尿量，减少泌尿系统和生殖系统的感染，显著改善患者的生活质量。

一、清洁间歇导尿操作程序

➤ 评估要点

1.评估患者的病情、意识、排尿状况、治疗情况。

2.评估患者的合作程度。

3.评估患者的膀胱充盈度和会阴部情况。

➤ 用物准备

屏风（必要时）、治疗盘、生理盐水10mL、一次性无菌导尿包（内有一次性治疗巾、弯盘、镊子、碘伏棉球、石蜡油棉球、气囊导尿管、引流袋、无菌手套、10mL注射器、洞巾、尿液收集试管等）。

➤ 洗手、戴口罩

➤ 环境准备

保护患者隐私。

➤ **安置体位**

1.协助患者取仰卧位，两腿屈膝自然分开，充分暴露外阴。

2.打开导尿包，润滑导尿管。

➤ **戴手套**

➤ **清洗尿道口、会阴部**

➤ **插导尿管**

1.嘱患者放松，持另一镊子夹导尿管，轻轻插入尿道口 4 ～ 6cm，见尿液流出后再插入 1 ～ 2cm，用注射器向导尿管气囊内注入生理盐水 10mL，轻轻拉导尿管遇阻力即可。

2.根据需要留取尿标本。

3.脱手套，移去用物。

4.导尿管固定于患者大腿内侧。

➤ **拔导尿管，洗手**

将气囊内液体抽尽，动作轻柔地将导尿管拔出。

➤ **观察尿量、颜色**

➤ **整理床单位、记录**

二、适应证及禁忌证

1.适应证：

（1）神经系统功能障碍，如脊髓损伤、多发性硬化、脊柱肿瘤等导致的排尿问题。

（2）非神经源性膀胱功能障碍，如前列腺增生、产后尿潴留等导致的排尿问题。

（3）膀胱内梗阻致排尿不完全。

2.禁忌证：

（1）不能自行导尿且照顾者不能协助导尿的患者。

（2）缺乏认知导致不能配合插管者或不能按计划导尿者。

（3）尿道生理解剖异常，如尿道狭窄、尿路梗阻和膀胱颈梗阻者。

（4）可疑的完全或部分尿道损伤和尿道肿瘤患者。

三、并发症的预防及处理

1.插导尿管过程中遇到阻碍

处理：先应暂停5～10s并把导尿管拔出3cm，嘱患者深呼吸或喝口水，然后再缓慢插入。

2.拔出导尿管时遇到阻碍

处理：可能是尿道痉挛所致，应等待5～10s再拔。

3.尿道损伤

处理：插导尿管时动作轻柔，尿管要充分润滑。特别是男性患者，注意当尿管经尿道内口、膜部、尿道外口的狭窄部、耻骨联合下方和前下方处的弯曲部时，嘱患者缓慢深呼吸，缓慢插入尿管，切忌用力过快、过猛而损伤尿道黏膜。

4.尿路感染

处理：在间歇性导尿开始阶段，每周检查尿常规1次，以后根据情况延长到每2～4周检查1次。定期进行尿培养，观察患者体温，教会患者或家属识别泌尿系统感染的相关症状和体征。

5.尿路结石

处理：进行早期活动；经常变换体位，减少饮食中的钙含量以防止结石形成；在无禁忌证的情形下，多饮水，每天摄入水量不应低于1500mL，保证每天尿量在1500mL以上。

6.附睾炎

处理：规范操作，手法轻柔；同时，选择合适材质的导管，降低感染风险。炎症反应和组织坏死在使用自然橡胶时最重，乳胶其次，硅酮胶最小。

四、注意事项

1.导尿时机及间隔时间：

（1）导尿宜在病情基本稳定、无需大量输液、饮水规律的情况下开始，一般于受伤后早期（8～35d）开始。

（2）间歇导尿频率依据两次导尿之间残余尿量和自行排出尿量而定，2次导尿之间能自行排尿100mL以上，残余尿在300mL以下，每日导尿4～6次；两次导尿之间能自行排尿200mL以上，残余尿量在200mL以下，每日导尿4次；当残余尿量少于100mL或为膀胱容量的20%以下时，可停止间歇导尿。

2.选择大小、软硬程度合适的导尿管，以减少对尿道黏膜的机械性损伤和刺激。

3.选择合适的润滑剂。

4.合理安排间歇导尿的时间和次数，每次都要完全排空膀胱。

5.保持会阴部的清洁，及时清洗会阴部分泌物。

6.每次导尿前按照七步洗手法使用流水洗手，使用清洁纸巾或清洁毛巾抹干双手。

五、清洁间歇导尿质量管理标准及检查方法

1.清洁间歇导尿质量管理标准见表5-13-1。

表5-13-1 清洁间歇导尿质量管理标准

序号	主要标准要求	是	否	不适用	备注
1	仪表：工作衣、帽、鞋穿戴整齐、规范				
2	环境：安静舒适的体位和相对隐秘的环境				
3*	物品准备：一次性导尿包或亲水性涂层间歇导尿管、量杯、镜子（女）、集尿器等				
4	患者饮食情况、是否按计划饮水、依从性				
5*	评估患者的膀胱，尿道功能				
6	掌握间歇导尿训练适应证、禁忌证				
7	讲解间歇导尿的目的、方法，取得配合				
8	环境、洗手、戴口罩、手套				
9	清洁会阴部：使用清水洗净会阴部，并使用清洁干毛巾擦干				
10*	适当体位、脱下裤子、分开两腿、放量杯于两腿之间				
11*	准备亲水性涂层导尿管待用，或打开一次性导尿包，润滑导尿管				
12	女患者由上向下清洗大小阴唇、尿道口至肛门及会阴；男患者翻开包皮，由里向外清洗尿道口及周围皮肤；均再次清洗尿道口				
13*	亲水性涂层导尿管用无触摸方式将导尿管插入尿道；一次性导尿管使用镊子将导尿管插入尿道				
14*	插入导尿管，有尿液流出时，再将导尿管插入少许，有尿液流出，再插入 $1\sim2cm$				
15	直至无尿液流出，拔出导尿管，放入污物袋内				
16	整理用物、床单位，将尿量记录在排尿日记上				

注：* 为质量管理的关键点。

2.检查方法：询问、观察、检查记录。

第十四节　更换引流袋操作程序及质量管理标准

目的：有效引流液体（消化液、腹水、脓液、切口渗出液）至体外，降低局部压力，减少感染因素，促进愈合；作为检测、治疗途径。

一、更换引流袋操作程序

➤ 评估要点

1.评估患者的病情及腹部体征。

2.评估引流管留置时间、置管深度、引流是否通畅以及引流液的颜色、性状和量。

3.评估局部有无红、肿、热、痛等感染征象。

4.评估伤口敷料处有无渗出液。

➤ 洗手、戴口罩

➤ 用物准备

治疗盘、无齿血管钳1把、一次性引流袋1只、污物筒1只、治疗碗2只（内置纱布1块、镊子1把）、消毒棉签、污物杯、手套。

➤ **核对、解释**

➤ **戴手套**

➤ **安置患者体位**

　　1.低半卧位或平卧位。

　　2.保护患者隐私。

　　3.将引流管侧上肢放置于胸前，暴露引流管。

➤ **检查伤口，注意保暖**

➤ **准备引流袋**

　　1.打开引流袋外包装。

　　2.检查引流袋有无破损或管子有无扭曲。

　　3.旋紧尾端阀门。

➤ **更换引流袋**

　　1.引流袋外包装垫在引流管接口下面。

　　2.挤压引流管。

　　3.用无齿血管钳夹住引流管尾端上3～6cm。

　　4.消毒接口处2次（以接口处为中心，上下至少5cm）。

　　5.取无菌纱布，裹住接口处并进行分离。

　　6.消毒引流管横截面。

　　7.连接无菌引流袋，松开血管钳，挤压引流管，观察是否通畅。

➤ **妥善放置引流袋，保持有效引流**

　　粘贴时间标识。

➤ **安置患者，观察引流液的颜色、性状和量**

➤ **宣教及记录**

二、并发症的预防与处理

1.感染

预防与处理：避免引流袋的位置高于引流管置入口部位，防止引流液发生逆流。定期在无菌操作下更换引流装置，严防感染。

2.引流不畅

预防与处理：引流管不可受压、扭曲、折叠，经常向离心方向挤捏，若有阻塞可用注射器回抽，禁止擅自冲洗。

3.非计划拔管

预防与处理：根据管道放置部位及风险程度做好相应的标识，防止误拔。有效固定引流管，告知患者及其家属翻身、穿脱衣服及活动时注意引流袋的位置，避免牵拉过紧，对于躁动不安的患者应有专人守护或适当加以约束，防止导管滑脱。一旦滑脱，及时通知医生处理，并上报意外拔管不良事件。

三、注意事项

1.严格无菌操作，定期更换引流装置。

2.有效固定引流管，标识清晰，防止导管滑脱或误拔。

3.保持有效引流。按引流管的放置目的、位置给予不同体位；负压引流者，保持适宜的负压；保持引流通畅，防止阻塞。

4.做好病情观察及记录。观察并记录引流液的颜色、性状和量，判断与病情是否相符，发现异常及时与医生联系。

5.保持引流管周围皮肤的干燥清洁，有渗液时及时更换敷料，防止皮肤被浸渍损伤。

四、更换引流袋质量管理标准及检查方法

1.更换引流袋质量管理标准见表5-14-1。

表5-14-1 更换引流袋质量管理标准

序号	主要标准要求	是	否	不适用	备注
1	评估正确				
2	操作前、后洗手				
3	用物准备齐全				
4	安置患者卧位合适				
5	检查伤口				
6	检查无菌引流袋质量				
7	挤压引流管方法正确				
8	正确夹闭引流管				
9*	消毒方法正确，严格执行无菌操作				
10*	引流管通畅				
11*	观察及记录引流液的颜色、性状和量				
12*	引流袋位置合适，离地				
13	用物处理符合要求				
14	仪表、态度、沟通，体现人文关怀				
15	操作熟练				

注：* 为质量管理关键点。

2.检查方法：询问、观察、检查记录。

第十五节　外周中心静脉导管居家维护操作程序及质量管理标准

目的：保持静脉通畅，预防导管相关性感染，便于抢救。

一、外周中心静脉导管（PICC）居家维护操作程序

➤ 素质要求（仪表、态度）

工作衣、帽、鞋穿戴整齐，戴口罩，符合规范。

➤ 手卫生

手卫生第一次（进门前）。

➤ 评估

1.环境评估：评估维护场所是否清洁、宽敞、安全。

2.患者初次评估：评估患者整体情况及置管部位局部情况，是否存在并发症，是否适合居家维护。

➤ 手卫生

手卫生第二次。

➤ 用物准备

手消净、PICC维护专用换药包（内含3根75%酒精棉棒，3根洗必泰棉棒、透明敷贴、酒精棉片2片、无菌手套1副）、20mL注射器（或预充式导管冲洗器）、10mL注射器、单支装生理盐水2支、

单支装封管用稀肝素（10U/mL）、一次性无菌治疗巾、输液接头、清洁手套1副、医用垃圾袋、利器盒、一次性无菌治疗盘、纸尺，确认所有物品均处于有效期内，包装完整无破损。

➤ **携用物至患者床旁/操作台面**

➤ **核对、解释**

核对姓名，向患者解释目的、过程及配合方法，询问患者有无酒精、碘伏及敷料过敏史。

➤ **协助患者取适合体位，置管侧手臂外展**

➤ **再次评估**

患者评估，导管置管时间、固定情况、导管刻度评估。

➤ **测量臂围**

测量上肢肘窝上10cm处位置臂围。

➤ **手卫生**

手卫生第三次，戴清洁手套。

➤ **在置管侧肢体下垫无菌治疗巾**

➤ **预充输液接头，准备冲封管用物**

1.打开输液接头包装备用，使用10mL注射器抽取4mL稀肝素，连接输液接头，排气，备用，遵循无菌不接触原则。

2.取出预充式导管冲洗器或使用无菌注射器抽取10mL及以上生理盐水备用。

➤ **导管端口消毒**

1.撕开酒精棉片外包装呈"口"状备用，一手持导管接头上方，另一手移除旧接头。

2.手持酒精棉片外包装，用酒精棉片消毒导管口横截面及外围，全方位用力擦拭5～15s，待干。

➤ **检查导管是否通畅，脉冲式冲管**

1.抽回血，检查导管是否通畅，若回血流畅，使用10mL及以上生理盐水（或预充式导管冲洗器）以脉冲方式冲洗导管。

2.如抽回血时可见导管内血栓，应将血栓抽出，并更换生理盐水注射器再进行脉冲式冲管。

➤ **更换新的输液接头，正压封管**

连接预充好的输液接头及封管用注射器，实行正压封管。封管时应根据输液接头功能类型决定冲管、夹闭以及断开注射器的顺序。

➤ **撕除敷料，观察穿刺点**

1.去除透明敷料外胶带。

2.沿四周0°角平行牵拉透明敷料。

3.一手固定导管，另一手自下而上180°角去除原有透明敷料。

4.持续关注穿刺点有无红肿、渗血、渗液，体外导管长度有无变化。

➤ **手卫生**

脱清洁手套，手卫生第四次。

➤ **无菌方式打开PICC维护包**

➤ **戴无菌手套**

➤ **清除残胶**

使用生理盐水或75%酒精去除导管及皮肤上残胶及污垢。

➤ **消毒**

1.导管平放于患者皮肤上，用2%葡萄糖酸氯己定乙醇棉棒以穿刺点为中心用力擦拭，消毒皮肤及导管至少2遍，消毒范围应大于敷贴面积。

2.对于皮肤完整性受损的患者，先用无菌生理盐水清洗，再用0.5%碘伏消毒。

3.消毒液充分待干。

> **手卫生**

手卫生第五次。

> **无张力放置透明敷料**

以穿刺点为中心，放置后先"塑形"，然后按压整片透明敷料，边按压边去除纸质边框，对于皮肤完整性受损或者有其他皮肤问题的患者，应为患者选择合适的敷料保护。

> **妥善固定导管外露部分**

胶带单人单用。

> **手卫生**

手卫生第六次。

> **整理用物，知识宣教，记录维护情况**

二、注意事项

1.更换敷料：

（1）评估：每天对穿刺点进行视诊和触诊，了解有无触痛及感染征象。

（2）透明、半透膜敷料至少每5～7d更换1次，纱布敷料至少每2d更换1次。如敷料有潮湿、污染、渗血、渗液、完整性受损或被揭开，需随时更换。

（3）更换辅料时，滑出的导管不应被重新送入。

2.冲管与封管（维护过程中）：

（1）冲管：①冲管液：用至少2倍于导管及附加装置容积的生

理盐水脉冲式冲洗导管，中心静脉导管装置推荐使用10mL生理盐水。冲管液用量还应考虑导管类型和规格、患者年龄以及输液治疗类型。如输注成分血、肠外营养、造影剂和其他黏稠溶液需要更大量的冲管液。②脉冲式冲管：用容量≥10mL的注射器脉冲式冲管，注射器内保留少量（0.5～1mL）冲管液，防止注射器引起的血液回流。或可用专为预防此类回流设计的预冲式冲洗器。

（2）封管：①封管液：用10U/mL的稀释肝素液或生理盐水进行封管，封管液量应在血管通路及附加装置的内部容积基础上增加20%。②正压封管：用容量≥10mL的注射器，2～3mL生理盐水或肝素稀释液（10U/mL）封管。使用肝素帽时，边持续推注边向后退针，推注速度大于退针速度，注射器内留少量（0.5～1mL）封管液时夹管（在推注的同时夹闭导管），再拔除针头。

（3）在每次输液前，应抽回血（回血在导管延长透明部分即可），以评估导管是否通畅，然后冲洗血管通路装置，再接输液。

（4）在每次输液之后，应以脉冲的方式冲洗血管通路装置，以清除导管内腔中输入的药物，从而减少不相容药物相互接触的风险。输全血或成分血时，在每袋血之间应冲洗血管通路装置。持续输液时，每8h冲洗1次血管通路装置。

（5）输液结束冲管后，应对血管通路装置进行封管。通过使用不同类型封管液可以减少内腔堵塞和导管相关性血流感染的风险。

3.肝素帽或无针接头消毒及更换：

（1）每次输液前及冲封管前，应消毒肝素帽或无针接头。

（2）常规每隔7d更换1次。

（3）输血、抽血、输注脂肪乳剂后及时更换。

（4）如肝素帽或无针接头有回血，或任何原因将其从导管上取下，应立即换上新的肝素帽或无针接头。

（5）肝素帽或无针接头疑有裂纹损坏时，应立即更换。

4.测双侧上臂臂围方法：鹰嘴上10cm。

三、PICC维护操作质量管理标准及检查方法

1.PICC维护操作质量管理标准见表5-15-1。

表5-15-1 PICC维护操作质量管理标准

序号	主要标准要求	是	否	不适用	备注
1	评估正确				
2	操作前、后洗手				
3	用物准备齐全、正确				
4	导管、敷料及穿刺点局部情况评估正确				
5*	解释、戴手套				
6	患者体位安置正确				
7*	去除敷料方法正确，避免导管拉出				
8*	消毒方法正确				
9*	无张力粘贴敷料并塑形				
10	有敷料更换时间及签名				
11*	更换肝素帽／无针接头方法正确				
12*	脉冲式冲管方法正确				
13*	正压封管方法正确				
14*	能说出敷料、肝素帽／无针接头更换时机				
15	仪表、态度、沟通，体现人文关怀				
16	操作熟练				

注：* 为质量管理关键点。

2.检查方法：询问、观察、检查记录。

四、PICC导管断裂应急预案（见图5-15-1）

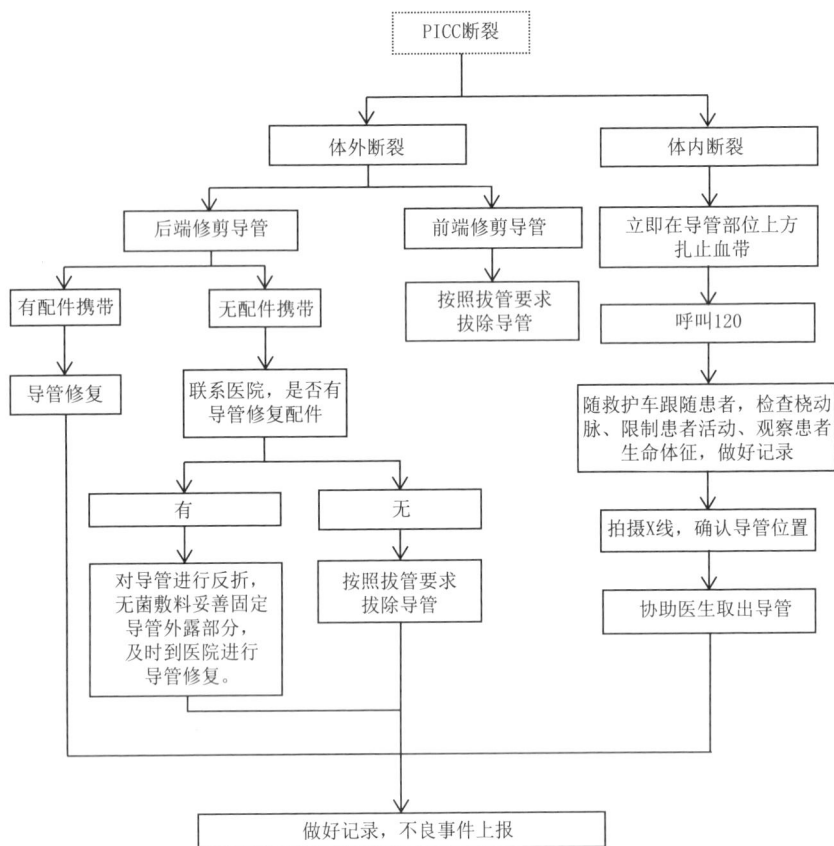

```
                        ┌─────────────┐
                        │  PICC断裂    │
                        └─────────────┘
              ┌──────────────────┴──────────────────┐
        ┌──────────┐                          ┌──────────┐
        │  体外断裂  │                          │  体内断裂  │
        └──────────┘                          └──────────┘
      ┌─────┴──────┐                   ┌──────────────────────┐
 ┌──────────┐ ┌──────────┐             │ 立即在导管部位上方      │
 │ 后端修剪导管│ │ 前端修剪导管│             │ 扎止血带              │
 └──────────┘ └──────────┘             └──────────────────────┘
   ┌────┴────┐        ↓                        ↓
┌──────┐ ┌──────┐ ┌──────────┐          ┌──────────┐
│有配件 │ │无配件 │ │按照拔管要求 │          │  呼叫120  │
│携带   │ │携带   │ │拔除导管    │          └──────────┘
└──────┘ └──────┘ └──────────┘                ↓
   ↓        ↓                         ┌──────────────────────┐
┌──────┐ ┌──────────┐                 │随救护车跟随患者，检查桡动│
│导管修复│ │联系医院，是否有│                 │脉、限制患者活动、观察患者│
└──────┘ │导管修复配件  │                 │生命体征，做好记录      │
         └──────────┘                 └──────────────────────┘
       ┌─────┴─────┐                         ↓
   ┌──────┐   ┌──────┐                 ┌──────────────────┐
   │  有   │   │  无   │                 │拍摄X线，确认导管位置│
   └──────┘   └──────┘                 └──────────────────┘
      ↓          ↓                           ↓
┌──────────┐ ┌──────────┐            ┌──────────────┐
│对导管进行反折，│ │按照拔管要求 │            │协助医生取出导管│
│无菌敷料妥善固定│ │拔除导管    │            └──────────────┘
│导管外露部分，  │ └──────────┘
│及时到医院进行  │
│导管修复。      │
└──────────┘

              ┌──────────────────────┐
              │  做好记录，不良事件上报   │
              └──────────────────────┘
```

图 5-15-1　PICC 导管断裂应急预案

第十六节　植入式静脉输液港居家维护操作程序及质量管理标准

目的：冲洗输液港，保持输液港通畅。

一、植入式静脉输液港（PORT）居家维护操作程序

➤ **素质要求（仪表、态度）**

工作衣、帽、鞋穿戴整齐，戴口罩，符合规范。

➤ **手卫生**

手卫生第一次（进门前）。

➤ **评估**

1.评估维护场所是否清洁、宽敞、安全。

2.评估患者整体情况及置管部位局部情况，如输液港的位置、局部皮肤有无异常，皮下脂肪的厚度，注射座是否翻转等，是否适合居家维护。

➤ **手卫生**

手卫生第二次。

➤ **用物准备**

手消净、无损伤针、维护专用换药包（内含3根75%酒精棉棒，3根洗必泰棉棒、透明敷贴、无菌纱布、无菌手套、洞巾）、20mL

注射器（或预充式导管冲洗器）、10mL注射器（2副）、1mL注射器、肝素钠、生理盐水100mL（2包）、医用垃圾袋、利器盒、一次性无菌治疗盘，一次性无菌治疗巾。确认所有物品均处于有效期内，包装完整无破损。

➤ **配置封管液**

确认操作台面清洁平整，垫一次性无菌治疗巾（防水型），按照100U/mL浓度配置稀肝素封管液。

➤ **手卫生**

手卫生第三次。

➤ **携用物至患者床旁**

➤ **核对、解释**

核对患者姓名，向患者解释目的、过程及配合方法，询问患者有无消毒剂及敷料过敏史。

➤ **协助患者取平卧位或低半卧位**

充分暴露港体周围皮肤。

➤ **打开维护包，准备用物**

在治疗盘中打开维护包，将无损伤针、注射器放入维护包，并取出无菌手套，主力手先穿戴一只无菌手套，戴无菌手套的手持注射器，另一手持生理盐水或配置好的稀肝素，抽取冲封管用物，抽取10mL及以上生理盐水1副（20mL注射器），5mL 100U/mL稀肝素1副（10mL注射器），2mL生理盐水1副（10mL注射器）。

➤ **皮肤消毒**

使用戴无菌手套的手以穿刺点为中心，由内向外，用75%酒精棉棒清洁3遍，2%葡萄糖酸氯己定乙醇棉棒消毒3遍，消毒面积大于后续使用的贴膜面积，待干。

➤ **铺无菌洞巾**

双手戴无菌手套，铺洞巾。

➤ **插无损伤针**

使用备用的2mL生理盐水注射器预充无损伤针，非主力手固定输液港的注射座，主力手持无损伤针的蝶翼垂直进针，将针头平稳地穿过皮肤和注射隔膜，直到针头触及隔膜腔底部。

➤ **检查导管是否通畅，冲封管**

抽回血，检查导管是否通畅，丢弃带血注射器，更换10mL及以上生理盐水（或预充式导管冲洗器）脉冲式冲管，100U/mL稀肝素正压封管。

➤ **拔无损伤针**

非主力手固定输液港的注射座，主力手持无损伤针的蝶翼将针垂直拔出，观察针头的完整性，同时以无菌纱布按压穿刺点至无出血。观察患者的呼吸、面色及拔针处皮肤情况。

➤ **无菌敷贴覆盖穿刺点**

去除洞巾，敷贴覆盖穿刺点。

➤ **手卫生**

脱手套，手卫生第四次。

➤ **整理用物，知识宣教，记录维护情况**

二、并发症的预防与处理

1.导管或输液座阻塞：

（1）预防：①充分冲管，方法正确。②正压封管方法正确，肝素稀释液浓度合适。③冲、封管及时（治疗间歇期4周1次）。

（2）处理：①遵医嘱以尿激酶或其他溶栓药物溶栓。②采取负压方式溶栓。③导管通畅后，用正确的方法再次冲、封管。

2.导管脱落或断裂：

（1）预防：①使用10mL及以上的注射器执行各项推注操作。②正确实施冲、封管技术。

（2）处理：①出现导管脱落或断裂时，应立即通知医生，并安抚患者。②根据具体情况采取不同方法，修复或将断裂的导管拔除。

3.注射座损伤：

（1）预防：①使用输液港专用穿刺针。②勿摇动或移动穿刺针。③勿使用10mL以下的注射器。④勿强行用力推入液体。

（2）处理：停止使用，通知医生，必要时手术取出。

三、注意事项

1.PORT的维护应由经过专门培训的医护人员进行。

2.严格执行无菌操作原则。

3.皮肤消毒推荐使用2%洗必泰消毒液，也可使用0.5%以上有效碘浓度的碘伏和75%的酒精。

4.抽吸无回血时，应立即停止输液治疗，寻找原因，必要时行胸部X线检查，确认输液港位置。

5.治疗期间敷料、无损伤针至少7d更换1次。

6.避免在有植入式输液港的一侧肢体上进行血流动力学监测和静脉穿刺。

7.尽可能避免从皮下输液港抽血。

8.冲、封管和静脉注射给药时必须使用10mL以上注射器，以防止压强过大，损伤导管、瓣膜或导管与注射座连接处。

9.输注高黏性液体时，每4h用生理盐水冲管1次，输血后应立即冲管，2种药物之间有配伍禁忌时，应冲净输液港内液体再输入。

10.治疗间歇应每4周冲、封管1次。

11.非耐高压导管禁用于高压注射泵推注造影剂。

四、PORT维护质量管理标准及检查方法

1.PORT维护操作质量管理标准见表5-15-1。

表5-15-1　PORT维护（治疗间歇期）质量管理标准

序号	主要标准要求	是	否	不适用	备注
1	操作前、后洗手				
2	用物准备齐全、正确				
3	评估正确				
4	正确抽吸生理盐水				
5	预冲导管				
6	体位正确				
7*	消毒方法、范围正确				
8	注射座定位正确				
9*	注射部位、方法正确				
10*	冲管、封管方法正确				
12*	拔针方法正确				
13*	严格执行无菌操作技术				
14	患者舒适、痛感较小				
15	用物处置正确				
16	记录完整				
17	仪表、态度、沟通，体现人文关怀				
18	操作熟练				
19	能说出常见的并发症				

注：* 为质量管理关键点。

2.检查方法：询问、观察、检查记录。

五、静脉导管维护健康教育清单（见表5-15-2）

表5-15-2　静脉导管维护健康教育清单

导管维护时间	□ PICC 导管至少每周维护 1 次
	□ PORT 导管按产品要求进行维护
局部观察	□ 穿刺点周围皮肤有无发红？
	□ 穿刺点周围皮肤有无瘙痒？
	□ 穿刺点周围有无肿胀？
	□ 穿刺点周围有无硬结？
	□ 穿刺点周围有无渗液？
	□ 穿刺点周围有无皮肤破损？
	□ 穿刺点周围有无疼痛？
	□ 穿刺点有无出血？
	□ 穿刺点有无分泌物？
	□ 穿刺侧手臂或肩部或颈部或锁骨下区域有无肿胀？
	□ 穿刺侧手臂或肩部或颈部或锁骨下区域有无疼痛？
导管观察	□ 导管置入长度为多少？
	□ 导管外露长度为多少？
	□ 导管有无脱出？
	□ 导管有无进入体内？
	□ 外露导管有无打折？
	□ 外露导管有无破损？
导管接头观察	□ 导管接头有无松动？
	□ 导管接头有无破损？
	□ 导管接头内有无血液或异物？
敷料观察	□ 贴膜有无破损？
	□ 贴膜有无潮湿？
	□ 贴膜有无松动？
	□ 贴膜有无卷边？
禁止做的活动	□ 置管侧肢体肩关节禁止大幅度甩手或向上伸展的动作
	□ 置管侧肢体不应提举超过 5kg 的重物
	□ 置管侧肢体不应盆浴及游泳
	□ 置管侧肢体不应测血压
	□ 不应长期压迫置管侧肢体（如压着置管侧手臂睡觉）

第十七节　雾化吸入操作程序及质量管理标准

目的：湿化气道，稀释痰液，帮助祛痰，改善通气功能。

一、雾化吸入操作程序

➤ **评估患者，选择合适的雾化吸入装置**

评估患者呼吸音，进行深呼吸和有效咳嗽的宣教。

➤ **素质要求（仪表、态度）**

➤ **洗手、戴口罩**

➤ **用物准备**

氧气面罩雾化器或超声雾化器，专用氧气雾化接头（氧气面罩雾化吸入）；按医嘱准备雾化液，将雾化液加入雾化器中，根据不同雾化器使用说明要求正确连接。

➤ **治疗前核对、宣教**

核对患者信息，清洁口腔，指导采用正确的呼吸方式（缓慢吸气，深吸气后屏气2～3s，缓慢呼气，尽可能通过鼻腔呼气）等。

➤ **安置合适体位**

取半坐卧位或坐位。

➤ **雾化吸入操作**

1.氧气面罩雾化吸入：①检查氧气表状态。②连接导管。③氧流量调节至6～8L/min。④面罩罩住口鼻，采用正确的呼吸方式，雾化吸入时间为15～20min。

2.超声雾化吸入：①连接电源，打开雾化器，根据病情调节雾量。②指导患者含住口含器或面罩罩住口鼻，采用正确的呼吸方式，治疗时间为15～20min。

3.手压式雾化器雾化吸入：①检查雾化器是否完好。②取下雾化器保护盖，充分摇匀药液。③将雾化器倒置，接口端放入口中，平静呼气。④按压喷药：吸气开始时，按压气雾瓶顶部，后深吸气，吸气末尽可能延长屏气时间，再呼气，反复1～2次。

> **观察**

观察患者呼吸方式是否正确，有无剧烈、刺激性咳嗽，有无呼吸困难，有无支气管痉挛，必要时减少雾量或停止雾化吸入。

> **安置患者**

必要时漱口，给予舒适卧位，鼓励并协助患者有效咳嗽、排痰。

> **再次评估**

> **整理用物**

> **洗手，记录**

二、注意事项

1.遵循无菌操作原则，按医嘱配制雾化液。

2.雾化前，应先进行肺部评估。当闻及患者有明显痰鸣音时，应鼓励患者咳嗽、咳痰后再行雾化吸入，以免痰液引起窒息。

3.雾化前，宣教正确的呼吸方式和有效咳嗽的方法，并评估患者掌握情况；若患者涂有油性面膏，需清除，并嘱患者勿让药液或气溶胶进入眼中，减少刺激。

4.雾化过程中，密切观察患者呼吸、咳嗽等情况。

5.使用含激素成分的雾化液时，应嘱患者用药后及时漱口、洗脸。

6.根据产品说明书进行操作，氧气雾化应选用有减压装置的流量表，禁止连接湿化瓶，以免湿化瓶爆裂。

7.手压式雾化器使用后放在阴凉处（30℃以下），每次喷1～2次，两次使用间隔时间不少于3～4h。

三、雾化吸入质量管理标准及检查方法

1.雾化吸入质量管理标准见表5-17-1。

表5-17-1 雾化吸入质量管理标准

序号	主要标准要求	是	否	不适用	备注
1	操作前、后洗手				
2	用物准备符合要求				
3*	操作前、后进行肺部评估，方法正确				
4*	指导患者呼吸方式、有效咳嗽及雾化吸入方法正确				
5	正确安置患者体位				
6*	正确选择流量表				
7*	不同雾化器操作正确				
8	能说出观察要点及注意事项				
9*	协助患者排痰				
10	用物整理符合要求				
11	记录符合要求				
12	仪表、态度、沟通，体现人文关怀				
13	操作熟练				

注：* 为质量管理关键点。

2.检查方法：询问、观察、检查记录。

第十八节 膀胱冲洗操作程序及质量管理标准

目的：清洁膀胱；抗感染；防止膀胱内血块形成，保持引流通畅；加入特殊药物起到治疗作用。

一、膀胱冲洗操作程序

➤ 评估要点

1. 评估患者的病情、意识、排尿情况、尿液性状、治疗情况。

2. 评估患者的合作程度。

3. 评估患者的膀胱充盈度和会阴部情况。

➤ 用物准备

屏风（必要时）、治疗盘、遵医嘱准备膀胱冲洗液（如生理盐水、0.02%呋喃西林溶液等）、膀胱冲洗器（包括输液器等）。

➤ 洗手、戴口罩

➤ 环境准备

保护患者隐私。

➤ 安置体位

协助患者取舒适体位。

➤ 连接冲洗装置

将膀胱冲洗溶液悬挂在输液架上，冲洗液高度距床面60cm左右，将冲洗管与导尿管连接。

➤ 调节冲洗速度

1.打开冲洗管，夹闭尿袋，根据尿的颜色调节冲洗的速度（60～120滴/min）。

2.保持密闭式冲洗状态：①持续冲洗：打开冲洗管和引流管，冲洗液灌入膀胱后即从引流管引出。②间歇冲洗：夹闭引流管，放开冲洗管。待患者有尿意或冲洗液进入200～300mL后，夹闭冲洗管，放开引流管，将冲洗液全部引流出，再夹闭引流管，按需要如此反复冲洗。如滴入治疗用药，须在膀胱内保留30min后再引流出体外。

➤ 观察记录

观察膀胱情况，患者主诉以及冲洗液的颜色、性状、出入量及膀胱情况。

➤ 整理用物

洗手，记录。

二、注意事项

1.严格执行无菌操作，防止医源性感染。

2.冲洗过程中嘱患者深呼吸，尽量放松。气候寒冷时，冲洗液应加温至38～40℃，以防冷刺激膀胱。

3.冲洗时，注意观察引流液的性状，出现鲜血、导管堵塞或患者感到剧痛不适等情况时，应立即停止冲洗。

4.间断冲洗注意灌注速度不宜过快，如灌注过快，可导致膀胱痉挛，造成患者下腹部疼痛。放尿也不宜过快，避免膀胱内压力骤降引起黏膜出血。

三、膀胱冲洗质量管理标准及检查方法

1.膀胱冲洗质量管理标准表见表5-18-1。

表5-18-1 膀胱冲洗质量管理标准

序号	主要标准要求	是	否	不适用	备注
1	评估正确				
2	操作前、后洗手				
3	注意保护患者的隐私				
4	向患者解释膀胱冲洗的目的				
5*	严格执行无菌操作				
6*	连接动作轻、稳、准				
7*	冲洗液高度距床面60cm				
8*	冲洗速度一般为60～120滴/min				
9*	放冲洗液速度不宜过快				
10	向患者做好冲洗期间的宣教				
11	护理记录完整（引流液的出入量、颜色、性状以及膀胱情况）				
12	停止冲洗符合要求				
13	能说出膀胱冲洗的注意事项				
14	仪表、态度、沟通，体现人文关怀				
15	操作熟练				

注：*为质量管理的关键点。

2.检查方法：询问、观察、检查记录。

参考文献

[1]贾建平, 陈生第. 神经病学[M]. 7版. 北京:人民卫生出版社, 2017.

[2]国家卫生健康委脑卒中防治工程委员会. 中国脑卒中防治指导规范[M]. 北京:人民卫生出版社, 2021.

[3]杨戈, 刘鸣. 脑卒中健康知识问答[M]. 北京:人民卫生出版社, 2016.

[4]中国卒中学会神经介入分会. 症状性颅内动脉粥样硬化性狭窄血管内治疗中国专家共识2022[J]. 中国卒中杂志, 2022, 17(8):863–888.

[5]北京高血压防治协会. 基层冠心病与缺血性脑卒中共患管理专家共识2022[J]. 心脑血管病防治, 2022, 22(4):1–19.

[6]中华医学会神经病学分会. 中国缺血性卒中和短暂性脑缺血发作二级预防指南2022[J]. 中华神经科杂志, 2022, 55(10):1071–1097.

[7]吴娜, 王利圆, 李光硕, 等. 英国国家卒中临床指南2023版要点及解读——长期管理与二级预防[J]. 中国卒中杂志, 2023, 18(12):1383–1390.

[8]中国脑卒中防治报告2021编写组, 王陇德.《中国脑卒中防治报告2021》概要[J]. 中国脑血管病杂志, 2023, 20(11):783–792.

[9]中华医学会呼吸分会睡眠呼吸障碍学组. 成人阻塞性睡眠呼吸暂停高危人群筛查与管理专家共识[J]. 中华健康管理学杂志, 2022,

16(8):520–528.

[10]呼吸系统疾病基础诊疗指南编写专家组. 成人阻塞性睡眠呼吸暂停基层诊疗指南[J]. 中华全科医师杂志, 2019, 18(1):21–29.

[11]中国医师协会神经内科医师分会脑血管病专家组. 急性缺血性卒中替奈普酶静脉溶栓治疗中国专家共识[J]. 中国神经精神疾病杂志, 2022, 48(11):641–651.

[12]湖北省脑卒中防治中心科普宣教专家组. 脑卒中防治科普宣教专家共识[J]. 卒中与神经疾病, 2021, 28(6):713–718.

[13]中国卒中学会医疗质量管理与促进分会, 中国缺血性卒中及短暂性脑缺血发作患者血脂长期管理科学声明编写组, 王拥军. 中国缺血性卒中及短暂性脑缺血发作患者血脂长期管理科学声明[J]. 中国卒中杂志, 2024, 19(4):440–451.

[14]詹青, 王丽晶. 2016 AHA/ASA成人脑卒中康复治疗指南解读[J]. 神经病学与神经康复学杂志, 2017, 13(1):1–9.

[15]葛均波, 徐永健. 内科学[M]. 9版. 北京:人民卫生出版社, 2022.

[16]中国高血压防治指南修订委员会, 中国高血压联盟, 中国医疗保健国际交流促进会高血压病学分会, 等. 中国高血压防治指南（2024年修订版）[J]. 中国高血压杂志, 2024, 32(7): 603–700.

[17]Unger T, Borghi C, Charchar F, et al. 2020 International Society of Hypertension global hypertension practice guidelines[J]. J Hypertens, 2020, 38(6):982–1004.

[18]中华医学会心血管病学分会. 中国心血管病一级预防指南[J]. 中华心血管病杂志, 2020, 48(12):1000–1038.

[19]中国房颤中心联盟心房颤动防治专家工作委员会. 心房颤动:目前的认识和治疗建议（2021）[J]. 中华心律失常学杂志, 2022,

26(1):15–88.

[20]王乃迪, 张海澄.《2020 ESC心房颤动诊断和管理指南》更新要点解读[J]. 中国心血管病研究, 2020, 18(11):966–973.

[21]NEUMANN F J, SOUSA–UVA M, AHLSSON A, et al. 2018 ESC/EACTS Guidelines on myocardial revascularization[J]. Eur Heart J, 2019, 40(2):87–165.

[22]中国血脂管理指南修订联合专家委员会. 中国血脂管理指南(2023年)[J]. 中国循环杂志, 2023, 38(3):237–271.

[23]叶平. 高甘油三酯血症及其心血管风险管理专家共识[J]. 中华心血管病杂志, 2017, 45(2):108–115.

[24]中华医学会急诊分会. 急性胰腺炎急诊诊断及治疗专家共识[J]. 中华急诊医学杂志, 2021, 30(2):161–172.

[25]ZHANG M, DENG Q, WANG L, et al. Prevalence of dyslipidemia and achievement of low density lipoprotein cholesterol targets in Chinese adults:a nationally representative survey of 163641 adults[J]. Int J Cardiol, 2018, 260:196–203.

[26]王增武, 郭远林. 中国血脂管理指南（基层版2024年）[J]. 中国循环杂志, 2024, 39(4):313–321.

[27]中华医学会糖尿病学分会. 中国2型糖尿病防治指南（2020年版）[J]. 中华糖尿病杂志, 2021, 13:315–409.

[28]中国营养学会. 中国居民膳食指南（2022）[M]. 北京: 人民卫生出版社, 2022.

[29]中华医学会肾脏病学分会专家组. 糖尿病肾脏疾病临床诊疗中国指南[J]. 中华肾脏病杂志, 2021, 37(3):255–304.

[30]库森. 妊娠合并糖尿病的健康管理[M]. 刘彦君, 译. 北京: 科学出

版社, 2016.

[31]2型糖尿病防治临床指南编写组. 中国老年2型糖尿病防治临床指南（2022年版）[J]. 中国糖尿病杂志, 2022, 30(1):2-51.

[32]中华医学会糖尿病学分会. 中国血糖监测临床应用指南（2021年版）[J]. 中华糖尿病杂志, 2021, 13(10):936-948.

[33]中华医学会糖尿病学分会. 中国糖尿病足防治指南（2019版）[J]. 中华糖尿病杂志, 2019, 11(2):387-397.

[34]中华医学会糖尿病学分会. 中国糖尿病防治指南（2024版）[J].中华糖尿病杂志, 2025, 17(1)：16-137.

[35]Committee National dinical practice Guideline. 肥胖症诊疗指南（2024）年版[J]. 中国循环杂志, 2025, 40(1)：6-30.

[36]王灿, 罗秋湖, 覃春雨, 等. 肥胖患者瘦素水平与冠心病的相关性研究[J]. 中国心血管病研究, 2021, 19(10):905-909.

[37]中华医学会心血管病学分会动脉粥样硬化与冠心病学组, 中华心血管病杂志编辑委员会. 超高危动脉粥样硬化性心血管疾病患者血脂管理中国专家共识[J]. 中华心血管病杂志, 2020, 48(4):280-286.

[38]刘明波, 何新叶, 等.《中国心血管健康与疾病报告2023》概述[J]. 中国介入心脏病学杂志, 2024, 32(10):541-550.

[39]牧田善二. 饮食术[M]. 肖爽, 梁永宣, 译. 北京: 中国中医药出版社, 2020.

[40]水野雅登. 减糖生活[M]. 果露怡, 译. 南昌:江西科学技术出版社, 2020.

[41]中华医学会内分泌学分会. 基于临床的肥胖症多学科诊疗共识

（2021年版）[J]. 中华消化外科杂志, 2021, 20(11):1137–1152.

[42]国家心血管病专家委员会心血管代谢医学专业委员会. 基层血脂管理适宜技术中国专家建议(2022版)[J]. 中国循环杂志, 2022, 37(12):1181–1185.

[43]中国老龄产业协会标准化与评价委员会. 居家适老化改造基本要求：T/CSI 0011—2021[S]. 北京：老龄产业标准协会, 2024.

[44]杨莘, 程云编. 中华护理学会专科护士培训教材 老年专科护理[M]. 北京：人民卫生出版社, 2019.

[45]金肖青, 许瑛. 失智症长期照护[M]. 北京：人民卫生出版社, 2019.

[46]林丽婵. 老年护理学[M]. 台北：华杏出版机构, 2016.

[47]吴小光. 智能可穿戴设备在家庭健康管理中的应用[J]. 老年健康产业/用品, 2020(8):56–59.

[48]王月娟, 杨丽娜, 李木子. 浅谈可穿戴设备引入养老领域的设计需求[J]. 中国卫生产业, 2019, 16(15): 180–182.

[49]鲁琦文, 刘斯佳, 张艺凡, 等. 国内外便携式智能可穿戴健康监测设备在健康管理中的应用进展研究[J]. 医学信息学杂志, 2021, 42(9)34–38.

[50]邱志军, 罗小萌. 基础护理技术[M]. 上海:同济大学出版社, 2017.

[51]马小琴. 护理学基础[M]. 2版. 北京: 人民卫生出版社, 2017.

[52]李小寒. 基础护理学[M]. 6版. 北京: 人民卫生出版社, 2017.

[53]李秀萍, 郑湘毅. 背心式高频振动排痰与机械振动排痰对老年肺部感染患者的效果观察[J]. 中国呼吸与危重监护杂志, 2017, 16(3):241–244.

[54]于卫华. 临床护理技术操作流程及考核指南[M]. 合肥:中国科学技

术大学出版社, 2017.

[55]熊振芳, 李春卉, 陈丽. 基础护理学[M]. 武汉: 华中科技大学出版社, 2017.

[56]急诊氧气治疗专家共识组. 急诊氧气治疗专家共识[J]. 中华急诊医学杂志, 2018, 27(4):355–360.

[57]American Heart Association. 2015 American Heart Association Guidelines Update for Cardiopulmonary Resuscitation and Emergency Cardiovascular Care[J]. Circulation, 2015, 132[suppl2]:S315–S589.

[58]杨明玉. 外科护士规范操作指南[M]. 北京：中国医药科技出版社, 2016.

[59]中国医师协会急诊医师分会. 雾化吸入疗法急诊临床应用专家共识（2018）[J]. 中国急救医学, 2018, 38(7):565–574.

[60]中华医学会呼吸病学分会. 雾化吸入疗法在呼吸疾病中的应用专家共识[J]. 中华医学杂志, 2016, 96(34):2696–2708.

[61]冯志仙, 黄丽华. 外科护理常规[M]. 杭州: 浙江大学出版社, 2013

[62]中华医学会检验医学分会临床实验室管理学组. 医学检验危急值报告程序规范化专家共识[J]. 中华检验医学杂志, 2016, 39(7):484–486.

[63]齐喜玲, 许海燕, 吴永健. 2019 AACVPR/AHA/ACC居家心脏康复科学声明的解读[J]. 中西医结合心脑血管病杂志, 2022, 20(2):193–196.

[64]黄萍, 申倩倩, 朱美红, 等. 计划行为理论在慢性心力衰竭患者居家远程心脏康复中的应用[J]. 中国康复医学杂志, 2022, 37(10):1395–1399.

[65]胡大一. 心脏康复[M]. 北京: 人民卫生出版社, 2018.

[66]张抒扬, 冯雪. 心脏康复流程[M]. 北京: 人民卫生出版社, 2017.

[67]陈晓苏, 骆骅, 刘春影, 等. 居家自助式心脏康复方案对PCI术后急性冠脉综合征患者预后的影响[J]. 中西医结合心脑血管病杂志, 2021, 19(4):636–638.